認知症のある人と向き合う

診察室の対話から思いをひきだすヒント

大石 智

北里大学医学部精神科学 講師／
相模原市認知症疾患医療センター センター長

株式会社 新興医学出版社

Facing People Living With Dementia :
Tips For Eliciting Thoughts Through Dialogue In Consultation Room

Satoru OISHI, M.D., Ph.D.

SHINKOH IGAKU SHUPPAN CO. LTD., TOKYO.

Printed & bound in Japan

認知症のある人と向き合う
診察室の対話から思いをひきだすヒント　目次

認知症のある人と向き合う

診察室の対話から思いをひきだすヒント

認知症は他人事ではなく
自分事です

高齢の人の数が増える中で、認知症のある人の数も増えています。国は認知症があっても安心して暮らすことのできる街を作ろうと、国家戦略を策定し展開しています。都道府県、政令指定都市に設置された認知症疾患医療センターは、専門的な相談事業、診療、地域連携、人材育成を中心に取り組んでいます。また認知症を専門としない医師にも、認知症への理解と対応力の向上が求められ、各地で研修会が開催されています。地域包括支援センターには、医療や介護と連携し、認知症があっても安心して暮らすことのできる街作りが求められています。また認知症のある人自身も政策を検討する場に参加できるようになりました。

このように国を挙げた取り組みが展開されていますが、残念ながら認知症があっても、あるいは認知症の可能性が考慮されても、安心して暮らすことができない状況を目にすることが少なくありません。

一．認知症のある人たちの声を聞く

「長く入院していると認知症が進行するので、早く退院しましょう」と言われ、他の身体疾患のために入院していた総合病院を退院し検査をしたところ、認知症ではなくビタミンB12の欠乏が原因で精神、神経系の症状が持続していた人に出会ったことがあります。ビタミンB12が補充され、精神、神経系の症状が改善すると、認知症のように思われていた行動の変化はなくなり、自宅で楽しく暮らすことができるようになりました。

レビー小体型認知症と診断されグループホームに入所していた人が暴力をふるうという理由で精神科病院への入院調整が行われていましたが、入院したらかえって具合が悪くなったらどうしようと心配した娘さんから相談されたこともありました。施設職員のかかわり方や環境の影響が考慮され、入所施設を変更したところ、暴力がなくなり明るくおしゃべりを楽しむようになりました。

「マンションの隣の部屋に仙人がいると言い張る人がいます。幻視でしょうか、レビー小体型認知症だから精神科を受診させたほうがよいでしょうか」とケアマネージャーさんに相談されたこともあります。一度マンションを見に行ってみてはどうかと勧めたところ、実際、隣家には白く長い髭を蓄えた男性がベランダでタバコをふかし、本人は視力が低下していただけでした。

二．認知症というありふれた言葉

認知症という言葉は、普及啓発、メディアを介して広まり、ありふれた言葉になりました。しかし、診察室で出会った認知症のある人、認知症と言われたけれど認知症ではなかった人たちは、認知症について言葉はありふれたものになったけれども、理解が十分とは言えないことを教えてくれます。認知症という言葉が十分に理解されなかったとしても、本人に不利益が生じなければ、ことさら議論する必要はないのかもしれません。しかし、十分に理解されないままでは、回復の機会や安心が奪われかねない危惧が高まることを、出会った人たちは教えてくれます。

定年退職前にもの忘れが増えて、仕事で支障が生じている人と診察室で出会いました。診察、検査の結果、アルツハイマー型認知症と診断されました。産業医、人事担当者と連絡、調整され、業務の調整が図られた結果、途中で退職することなく、無事に定年を迎えられました。定年退職後は好きなスポーツを楽しみ、最初に出会った時よりもいきいきとした表情で日々の暮らしを教えてくれます。

アメリカで長く暮らしていたけれど、もの忘れが増えたために家族のいる日本に帰ってきた人とも診察室で出会いました。介護認定を受け、デイサービスを見学しましたが、「どこも年寄りばかりで、子どもっぽいレクリエーションだから行きたくない」と言いました。仕事ができるデイサービスを見学し、「ここなら行きたい」と希望され、長い待機期間の末にようやく週一回利用することが叶いました。それまで冴えなかった表情がみるみる明るくなり、「やっぱり楽しくないとダメだよね」と教えてくれました。

認知症があっても何もできなくなるわけではありません。思い出せることもたくさんあります。認知症のない人と同じように、したいこともあれば、したくないこともあり、判断し主張することもできます。認知症により苦手になったことが周囲の人々に理解され、手助けされ、できることで力を発揮し張り合いを感じることもできます。十分に理解される状況があれば、安心と役割を獲得できることを、私が出会った人たちは教えてくれます。

三．認知症のある人への望ましい言葉

医療、教育、社会が発展し、多くの人たちが長く生きることが可能になりました。歳を重ねれば誰もが認知症になる可能性があります。認知症は他人事ではない、いわば自分事の時代です。それなのに認知症のこと、認知症のある人の心に関する理解は十分ではないようです。認知症のこと、認知症のある人の心に理解があるかどうかは、認知症のある人、周囲の人たちの暮らしに大きな影響をもたらすということを、出会った人たちは教えてくれました。では、理解がある人を増やすにはどうしたらよいのでしょうか。

医師をはじめ、多くの専門職を対象とした研修が開催され続けています。私も研修の企画や運営に携わってきました。それでも認知症のこと、認知症のある人の心が理解されていない状況があることを、診察に訪れた人たちに教えられます。どんなに工夫をこらしても、研修の目標は達成されていないということを、診療を通して思い知らされます。「研修に来る人はいつも同じ」「問題は研修に来ない人へどう働きかけるか」という意見は、認知症に限ら

ず、様々な領域で耳にする言葉です。研修という方法は、認知症のこと、認知症のある人の心に理解を深めた人々を増やすには、限界があるようです。

そんな研修で講義をした後、認知症を専門としない医師からこんな質問をいただく機会が何度かありました。「抗認知症薬には限界があると言うけれど、薬を処方しないで医師は何をしたらよいのでしょうか」。認知症のある人の心を想像し、言葉に耳を傾け、心情を代弁し、共感を形成することの大切さについてお伝えしても、今ひとつ理解は深まらないご様子でした。同じような質問は、医師だけではなく介護職の人、薬剤師などからもいただくことがあります。どんな態度で向き合えばいいのか、どんな言葉を伝えたらいいのか、もっと具体的な方法を伝える必要があるのかもしれないと感じました。

望ましい態度と具体的な言葉を知る必要性を教えてくれたのは、こうした専門職の人々だけではありません。診察では「もの忘れが増えてきた父に、なんて言って受診を勧めたらよいのでしょう」「泥棒に盗まれたと言い張って聞かない時、どう言ったらよいのでしょう」「自宅にいるのに家に帰りたいと言い張って聞かない時、どう言ったらよいのでしょう」と、家族から尋ねられることがよくあります。家族も認知症のある人に対する望ましい態度と具体的な言葉を知る必要があるということを教えてくれます。

望ましい態度と具体的な言葉は、理解を深めれば自ずと生まれるものかもしれません。しかし、理解を深めるためには認知症のある人の心を知る必要があります。そして望ましい具

88002-599 JCOPY

体的な言葉を知ることは、認知症のある人との対話を促すきっかけになるはずです。しかし、認知症のある人の心への理解や、望ましい具体的な言葉を記した医学書などの書籍は、思ったよりも多くないようです。

こうした中で「認知症の診断とともに伝えたい言葉」をテーマに、毎月連載する機会をいただきました。認知症のある人への医師の態度や発する言葉の効果を検証した研究は多くありません。ですから連載で記した文章に科学的な根拠はありません。私が診療を通して認知症のある人から教えていただいたこと、認知症のある人が記した書籍を読み、認知症のある人の心情を想像して用いるようになった言葉を記したに過ぎません。本書に記したことよりも、望ましい態度や言葉もあるに違いありません。しかし、連載の機会を得てから私の診療では、態度、言葉に配慮し、認知症のある人との対話を重視するようになり、少しだけかもしれませんが、よい変化を感じています。

認知症早期発見・早期治療という誤解は早いうちに正しましょう

一．「早期発見・早期治療」にかけられる期待

もの忘れを心配してこられた人や家族の話に耳を傾けていると、認知症早期発見・早期治療に期待している人々の多さに気付かされます。そうして来院される方たちの多くは認知症早期発見・早期治療という言葉を「アルツハイマー型認知症の可能性があるのであれば、抗認知症薬を早く服用した方が、認知症が良くなる、あるいは進行を遅くすることができる」と解釈しているようです。この解釈をそのままにして診療することには危うさを感じています。

（一）実は専門医でも難しい

恥を忍んで申し上げますと、アルツハイマー型認知症を早い段階で診断することにそれほどの自信を持ち合わせていません。専門医にあるまじき発言と非難されそうですが、アルツハイマー型認知症は早期であればあるほど典型的ではなくなるわけですし、診断に必要な「進行していること」を見極めにくくなるわけですから、言い訳がましいような気もしますが、認知症を早期に診断することはとても難しいと感じています。

また抗認知症薬を早めに処方して、期待に応えるということにいたっては全く自信がありません。というのも、抗認知症薬の効果は認知症症状の進行抑制なのですが、進行には個人差が大きいので、進行が抑制されているか否かを判断することは難しいと感じています。

（二）本当に大切なことについて話しあう

「認知症早期発見・早期治療」を期待して来院された人と家族を診療する際には、「認知症早期発見・早期治療」よりも大切なことについて話し合い、目標を共有するところから診療を始めることにしています。そんな面倒なことをせず、来院された人と家族の期待通りに抗認知症薬を処方した方が手間はかからないでしょうし、来院された人と家族の満足度も高くなるかもしれません。しかしその場の期待に応えることを優先する判断は、後々不幸な結末をもたらしかねないと思っています。

ここでは「認知症早期発見・早期治療」という言葉を取り上げ、その言葉がもたらす影響を整理し、医師が認知症を心配して来院した人と家族に伝えたいことについて考えたいと思います。

二.「認知症早期発見・早期治療」という言葉が生み出す誤解

大学病院で診療していると、すでに薬物療法が開始されている人を紹介される機会が少なくありません。二〇一一年以降、抗認知症薬が四種類に増えてからは「アリセプトの効果がないので、レミニールに変えたのですが、これも効果がないのでメマリーを併用したいと希望したら、専門の医療機関で相談するように言われました」「リバスタッチに変更してメマリーも併用しているのですが、どんどん進行しているような気がして心配で来ました」という理由で来院する人や家族に出会う機会が増えました。人々の表情からは、何年も服用し続けたにもかかわらず期待した効果を感じられないことへの落胆がにじみ出ています。こうした人々の声に耳を傾けていると、適切な説明を聞く機会のないまま、期待しながら年単位で薬を服用したのに期待を裏切られるという状況があるように思えてきます。とはいえ、多忙な医師の診療を考えると、「とりあえず処方」という行動も生まれやすいでしょうし、医師ばかりを責めるべきだとは思えません。しかしこうした状況が減らないことは、医師にとっても来院された人と家族にとっても幸せなことではありません。なんとか是正したいものです。この状況が生まれる背景の一つには、「認知症早期発見・早期治療」という言葉が生み出す誤解があるような気がしています。そして薬物療法以前に大切な目標が十分に共有されず、年単位ですれ違いが生じているような気がしてなりません。

「認知症早期発見・早期治療」の「治療」という言葉は「病気を治す」というイメージをもたらします。しかし現在のところ認知症は治りません。ですから認知症に関して治療という言葉を使うことは、より慎重さが求められると思うのですが、薬剤の添付文書のような厳密さの求められる媒体にも「アルツハイマー型認知症治療薬」のように治療という言葉が用いられています。「治療薬」という言葉が用いられているので、「治せそう」な期待を抱かせてしまわないかと心配になります。そうした「治療」という言葉に「早期」という枕詞がつくと、「早く服用すれば治せるかもしれない」という思いを抱かせやすくなるのではないだろうかという懸念もあります。

「早期治療」への期待を抱いた人と家族が来院すれば、その期待に応えたいと思うのが、病み悩む人々の期待に応えることを生業とする医師ですから、効果には限界があっても、限界を伝えては落胆させることになるかもしれないと思い、ひとまず抗認知症薬を処方するという考え方もあるでしょう。講演や研修の際に抗認知症薬の限界について述べると、「そんな限界や副作用を明確に説明したら効く薬も効かないのではないでしょうか」という意見を聞くことがあります。しかし私は最初に十分な説明が行われないことが、家族をはじめとする周囲の人々のその後のかかわり方にも強く影響すると思っています。服用していても進行するという事実を前に、期待している家族はフラストレーションをためます。フラストレーションは結果的に本人に対してもの忘れの有無を試し、指摘し、叱るという適切とは言えない行動を生み出しそうです。

三．「認知症早期発見・早期治療」ではなくて

ではもの忘れが増えても、早く医療機関を受診することには全く意味がないのでしょうか。私はそれも誤りのような気がしています。早期受診することにより、回復可能性のある

認知症のように見える慢性硬膜下血腫や神経梅毒、甲状腺機能低下症といった疾患や抗コリン作用薬による影響、せん妄状態が見出されれば治癒を目指すことができます。そしてそれらが除外され認知症だった場合には、早期治療ではなく、本人にかかわる人々が本人の心情や困難さを想像し適切に援助することが重要になると言えるのではないでしょうか。

ですから私は「認知症早期発見・早期治療」ではなくて「回復可能性のある認知症のように見える疾患の早期発見・早期治療」と「認知症だったら早期理解・早期援助」が正しいような気がしています。キャッチコピーとしては長過ぎてひろまりにくいことこの上ないのですが、誤解を生む言葉を使うよりはましのような気がしています。

四．来院した人と家族に伝えたいこと

それでも期待を膨らませて来院する人と家族は後を絶ちませんし、今後も続くでしょう。製薬企業は根本治療薬発売を見据え、今後も様々な広告戦略を駆使するでしょうし、認知症の予防や根治が人々の関心事である以上、メディアは期待を抱かせる情報を取り上げ続けるでしょう。研究者たちも研究費の獲得を目指し、期待を抱かせる研究成果を発表し続けるでしょう。ですからこれからも「認知症早期発見・早期治療」を期待する人と家族は来院し続けるでしょう。

医師はそうした人々に何を伝えたらよいでしょうか。「認知症早期発見・早期治療は誤りです」と言い切ることは避けた方がよいような気がしています。頭ごなしに期待を否定することは、受診するまでに逡巡してきた人の想いを台無しにしてしまいそうです。ですから早く受診されたことにまずは好意的なメッセージを送りたいものです。

ご本人の心情を代弁しながら自尊心を傷つけず、家族の勧めに反発しつつも来院した事実を肯定的に伝えることができると、その後の通院や本人と家族の関係も円滑になることが期待できるような気がしています。

私はなるべく精査をする前から、「認知症早期治療」に関する説明をするように努めています。精査を終え方針を説明する段階でもよいのかもしれませんが、初診時の診察を終えて精査が終了するまでの間に、「認知症早期治療」への期待を抱いている人々はさらにその期待を膨らませていることが多いような気がしています。ですから初診時の身体診察を終え検査予定を説明した辺りであらかじめ伝えておくことは、期待が過度に膨らむことを防ぎ、目標を共有し、本人、家族、医師の関係性を良好なものにしていくことに寄与すると思われます。

まとめ

今のところ私たちは認知症を治すことはできません。しかし認知症のある人と家族が暮ら

88002-599 JCOPY

しやすくなるために知恵を出し合うことはできます。それが認知症のある人を診療する上での目標だと思います。過度に膨らんだままの期待をそのままにしていては、目標が共有されないまま認知症のある人と家族の苦しみを強めかねません。少し手間のかかることだと思われるかもしれませんが、最初のボタンの掛け違いは後々のことを考えると、早いうちに正しておいた方がよいのではないでしょうか。

もの忘れを指摘された人に伝えたいメッセージ

- もの忘れを指摘されることは失敗を指摘されているようなものですから、悔しく、不本意に思われる人が多いです。認知症だったらどうしようと怖くなるものです。
- もの忘れの背景に治療できる身体の病気や薬の影響が隠れていることが少なくありません。不本意にお感じになられているかもしれませんが、早めに受診することができたのはとても大切なことだと思います。よく頑張って受診されましたね。
- アルツハイマー型認知症のような認知症は、老化の一部と言えます。老化を治すのはなかなか難しいものです。もの忘れを治そうとするのではなく、低下してきた機能を補う工夫をしたり、支えられながら、保たれている機能を生かし、張り合いのある暮らしを送ることができるような工夫について話し合いましょう。
- 繰り返しますが、薬より大切なのは張り合いのある暮らしを送ることができるようにする工夫です。

88002-599 JCOPY

安易にMCIという言葉を使わないでください

一．「私はＭＣＩでしょうか？」

来院した人から「ＭＣＩでしょうか」と尋ねられることがあります。ＭＣＩとは mild cognitive impairment、すなわち軽度認知障害を指す言葉で、すでに広く知られています。しかしこの言葉が広まることについて、いくつかの心配があります。ここではＭＣＩの概念、またその言葉がもたらすものを整理し、来院した人や家族に伝えたいことについて考えたいと思います。

二．ＭＣＩという概念が生まれた背景

ＭＣＩは一九九五年にPetersenらが提案した概念で、表の五つの項目によって定義づけられた状態とされています。病名ではなく状態を指す用語です。この「認知症ではないが記憶の障害がある状態」については、Petersen 以前から様々な議論があったようです。一九六二年、Kral は認知症とは区別されるべき高齢者に特有のもの忘れを記述し、benign senescent forgetfulness と名付けました。一九八六年、Crook は加齢に伴う生理的な記憶力の低下を意味する age-associated memory impairment（ＡＡＭＩ）の概念を提唱しました。Kral、Crook の提唱したこれらの概念に、病的な意味合いはなかったようです。

表　Petersen による MCI の概念

1	記憶障害の訴えが本人または家族から認められる
2	日常生活は正常
3	全般的認知機能は正常
4	年齢や教育レベルの影響のみで説明できない記憶障害
5	認知症ではない

しかし一九九〇年代に入ると、高齢者の記憶障害に関する議論は、正常と認知症との境界を焦点にするようになりました。一九九三年、世界保健機関は mild cognitive disorder という用語を提唱、一九九四年に米国精神医学会は age-related cognitive decline あるいは mild neurocognitive disorder なる概念を提唱しました。同じく一九九四年、Levy は記憶障害に限定せず、複数の認知機能検査において健常者の平均値より統計学的に有意に低下しているものを age-associated cognitive decline と提唱しました。こうした議論の流れの中からMCIが一九九五年に登場したようです。

三．MCIは認知症の前駆状態か？

MCIという言葉を診療に用いるのであれば、MCIの状態にある人の暮らしを援助するという視点が求められます。しかし人々の関心事は「MCIは認知症の前駆状態か？」「MCIから認知症になるのを予防するためにはどうすべきか？」が中心のようです。

ＭＣＩの転帰に関して、Petersen は四年間フォローアップした結果、四八％が認知症に移行し、年間の認知症発症率は一二％と報告しています。他の報告もおおむね同様の結果になっています。これらの結果から、ＭＣＩと診断された人は認知症発症率が高いということになるようです。

しかし考えてみると、ＭＣＩと診断されても一年でおよそ九割の人は認知症を発症しないということになります。また四年経過しても約半数の人は認知症を発症しないということになります。実際、診療していると何年経過しても認知症を発症しない人もいらっしゃいますし、改善する人に出会うこともあります。ＭＣＩは認知症の前駆状態であるとは必ずしも言えません。

四．ＭＣＩという言葉がもたらすもの

ＭＣＩはまだ不均一な群を指しているに過ぎません。記憶障害を改善させることや、認知症の発症を予防することのできる、根拠のある介入手段は今のところ存在しません。ですから診療においてＭＣＩという言葉を使用することには慎重さが求められます。しかしＭＣＩという言葉は医師の説明やメディアを通してすでに広まっています。ＭＣＩという言葉が広がることは様々な影響をもたらすようです。

（一）言葉がもたらす不安とその影響

ＭＣＩという言葉が広がることは、もの忘れを心配する人や家族に対して、「ＭＣＩ＝認知症になるかもしれない」という不安を抱かせます。「認知症になるかもしれない」という不安は、「認知症になることを予防したい」といった想いを生み出しやすくします。

影響は医師にも及ぶようです。「ＭＣＩと思われますが、アルツハイマー型認知症になるかもしれないので、今のうちに抗認知症薬を開始しましょうと言われました」という言葉を紹介受診された人々から聞くことがあります。受診された人々の想いを大切にする医師であれば、「リスクが高いのであれば予防したい」「安心させたい」という気持ちを抱くでしょうし、薬やサプリメントの効果が乏しかったとしても勧めたくなるのかもしれません。また多忙な医師ほど短時間の診療でも来院した人が安心できるように、効果が乏しくてもそれほど有害でなければ、薬やサプリメントを飲む方がよいのではないか、その方が励ましになるのではないかと考えるかもしれません。しかしそれは経済的な負担をもたらし、副作用により生活を損なう可能性ももたらします。抗認知症薬には見過ごせない副作用がまれならず生じることがあります。そもそも適応がないわけですし、ＭＣＩの状態にある人に効果の確認されていない薬を処方することは、やはり慎むべきなのではないでしょうか。

（二）ＭＣＩになぜ抗認知症薬が処方されるのか？

ＭＣＩの状態にある人に抗認知症薬が処方されやすい背景には、診断基準が持つ特性もあるのではないかと考えています。ＭＣＩやアルツハイマー型認知症の診断基準は、そもそも医師の恣意性の影響を強く受けやすいものになっています。ＭＣＩとアルツハイマー型認知症の診断を分ける境界は「日常生活に支障があるかないか」という点です。しかしこの「日常生活の支障」の判断はゆらぎやすいものです。「探し物が増えた」ことを日常生活の支障と判断する医師もいるでしょうし、許容範囲と判断する医師もいます。「探し物が増えた」ということがもたらす日常生活への影響は、本人の状態だけではなく、周囲の人々のかかわり方、生活環境によっても異なってきます。ＭＣＩという言葉を診療に持ち込んでも、「ＭＣＩである」「認知症発症を予防する有効で確実な介入手段はない」と冷静に考えることができればよいのかもしれません。しかし紹介を受けたり、医師から直接相談を受けたりしていると、「ＭＣＩかもしれない」「日常生活に支障はなさそう」「でも日常生活に支障がないとも言い切れない」「アルツハイマー型認知症の初期なのかもしれない」「もしかしたら薬が効くかもしれない」という考えが医師の中には生まれやすいようです。これは真摯な姿勢の医師に生まれやすい心情と言えるでしょう。画像検査結果も「ＭＣＩである」という判断を「もしかしたらアルツハイマー型認知症の初期かもしれない」という判断に変えやすくすることがあります。頭部ＭＲＩ検査の報告書に記されているVSRAD advance は海馬領域の萎縮を評価する容量解析のためのソフトウェアです。取扱説明書に記されている通り、VSRAD advance は研究用のソフトウェアですが、「ＭＣＩと思われますがVSRAD advance の結果から海馬の萎縮があり、アルツハイマー型認知症初期と判断しました」という診療情報提供書を見かけることがあります。これは研究用ソフトウェアの結果を過剰に解釈している懸念があります。

このように、MCIという概念が臨床診断として汎用されてしまうと、「予防したい」という欲求が診断する医師、診断される人々にもたらされるようです。そしてその欲求は不確実なばかりでなく、悪影響をもたらすかもしれない手段を行使することにつながると言えるでしょう。

五．来院した人と家族に伝えたいこと

まず、診療においてMCIという言葉は積極的に使用しない方がよいと思います。診療で用いることはこれまで述べた通り、来院した人々の不安を強めることになりかねません。医師はMCIが該当すると思っても、MCIという言葉を積極的に使用しない方がよいでしょう。

その上で、医師は来院した人々に何ができるでしょうか。まずMCIと考える前に、鑑別診断をきちんと見直すことが求められるのではないでしょうか。うつ病、回復可能性のある認知症のように見える身体疾患、薬剤の影響を見落とさないようにしたいものです。これらが鑑別され、原因疾患のわからないMCIだったとしても記憶障害はあるわけです。記憶障

害によって生じる不安、失敗することへの恐れ、自己肯定感の低下は、認知症のある人と同じです。そうした心情に対しては認知症のある人と同じように、心情を代弁して傾聴し、共感を形成することが求められるでしょう。

ＭＣＩという言葉を知っている人にはメッセージにあるような説明をしながら、もの忘れがあっても安心して、張り合いのある生活を送ることができるよう、本人と家族に伝えていくことが求められるのではないでしょうか。

六．認知症への恐れの影にひそむもの

ＭＣＩは未成熟で不均一な概念と言えます。認知症になる人もならない人も含まれる十分に整理されていない概念です。ではなぜこのように未成熟な概念が人々の関心を惹き、広まるのでしょうか。

そこには人々の持つ認知症への恐れが影響しているのかもしれません。認知症を予防したいという思いは、認知症になりそうな一歩手前の状態を診断してほしい、診断したいという想いを生み出します。

ＭＣＩに対して人々が関心を持つのは、社会が認知症のある人にとって暮らしにくく、認知症のある人が排除されやすいということを示しているのかもしれません。社会が認知症の

ある人にとって暮らしやすいものであれば、認知症になるかもしれない状態をことさら恐れる必要もなくなります。ＭＣＩという言葉が広まりやすい現状を考えますと、社会が認知症のある人にとって暮らしやすいものに変わっていく必要性を強く感じざるを得ません。

記憶障害に不安を感じる人に伝えたいメッセージ

- MCIと判断される人の全てが認知症になるわけではありません。
- 一年間で九割程度、四〜五年で半分以上の人がMCIであっても認知症を発症しません。
- 認知症になることを恐れるよりも、もの忘れがあっても安心できるための工夫、張り合いのある生活を一緒に考えることが大切になります。

検査を受ける人の心は、
嵐の中にあるのかもしれません

認知症のある人の診療では、認知機能のスクリーニング検査が行われることがあります。「長谷川式」という略称でよく用いられている改訂長谷川式簡易知能評価スケール（HDS-R）や、Mini-Mental State Examination（MMSE）が、認知機能のスクリーニング検査として汎用されています。軽度認知障害（mild cognitive impairment：MCI）の概念が広まってからは、ＭＣＩをスクリーニングするJapanese version of Montreal Cognitive Assessment（MoCA-J）も診療で用いられることが増えているようです。

これらのスクリーニング検査は診療でよく用いられていますが、時々、看護師さんからは「○○先生があの調子で真面目に検査をすると、患者さんが怒りっぽくなります」と打ち明けられたり、認知症のある人からは「このテストは本当に気持ちが落ち込みます」と打ち明けられることもあります。

これらの検査では血液検査のような肉体的な痛み、身体的な副作用も生じることはありません。それでもこうした検査にまつわる悩みを打ち明けられるということには、慎重さが求められる理由がありそうです。そこで今回は認知機能のスクリーニング検査をする時に伝えたい言葉について考えたいと思います。

一．検査をする目的

そもそも、医師が認知症のある人、あるいは認知症があるかもしれない人に対して、認知機能のスクリーニング検査をする目的は何でしょうか。その目的は、問診から認知機能の障害があるかもしれないと疑った人に対して、認知機能の障害の有無を大まかに捉えることです。

ですから厳密にいうならば、まだ診断されていないけれども、何らかの認知機能障害があると疑われた人を対象に行うのが、これらの検査の適正使用と言えるでしょう。この点を考えると、同じ人が診察のたびに何度もスクリーニング検査を受けるのは、少々疑問を感じます。もちろん、最近では早期に受診され、加齢によるものなのか、認知機能の低下があるのか判然とせず、診断を保留とし定期的に経過を観察することもあります。こうした人を対象とする時には、初診以降、診断が確定するまでの間、何回かスクリーニング検査をするのには意味がありそうです。しかし診断が定まった後の定期的な検査には、検査の目的を考えると慎重さが求められるように思われます。

二．検査をする時の状況

まず、スクリーニング検査をする時の状況を理解する必要があります。認知症があるのかどうかを調べるために受診する人は、たいてい明るい気持ちで自ら進んで臨んでいるわけではないでしょう。

本来であれば「もの忘れの原因として根本治癒が可能な病気があるかもしれないから早めに受診しよう」「治らないとしても、安心して暮らすことができるように、早めに調べてお医者さんと相談しよう」と思える状況が望ましいように思われます。

しかし書籍やテレビ、映画、報道、啓発活動の影響もあってか、「認知症になったら大変だから早めに受診しましょう」というような、疾病への恐怖を与えて受診行動を促す手法が、人々に認知症へのスティグマを植えつけています。最近では「認知症があっても私らしく暮らすために」というメッセージが、様々な啓発活動でみられるようになりましたが、社会に浸透したスティグマは簡単に拭い去られていないようです。ですから受診された人たちの多くは診察や診断への恐れを抱いているのではないでしょうか。中には「健康診断のため」などと言われて来院される人もいらっしゃいます。このように、認知機能のスクリーニング検査を受ける前は、医師から尋ねられること、検査を受けることに対して、不安や恐れを抱きやすい状況にあると理解した方がよいでしょう。

すでに自宅でもの忘れによる失敗を家族から度々指摘されていると、自己肯定感が低下しやすい状況になっています。一方的に質問される状況を強いる検査は、医師に回答を述べるたびに不安、戸惑いを生むでしょうし、誤りを指摘されるかもしれないことへの恐れを強め、苛立ちや怒りを生むかもしれません。

このように認知機能のスクリーニング検査をする時、検査を受ける人の心は嵐の中にあるのかもしれないことを医師は知っておきたいものです。

三．検査がもたらす可能性のある副作用

認知機能のスクリーニング検査は身体的な副作用をもたらしません。身体的な副作用がないのであれば、ことさら検査を受ける人への悪影響を考慮せずに検査が繰り返されてしまいそうです。しかし心への副作用は見過ごせません。

「認知機能のスクリーニング検査をします」と言われた瞬間から、「何をされるのだろう」という不安が生じます。日時、計算、言葉の再生課題などを提示されるたびに、自分の能力が低下しているのではないかと戸惑いを強めます。誤った回答をしてしまったと認識すれば、自己肯定感は低下してしまいます。このように認知機能のスクリーニング検査は簡便で安全のように見えて、実は短時間のうちに検査を受けている人の心を傷つける可能性がある

と認識した方がよいでしょう。「そんな大げさな」と思われるかもしれませんが、良好な関係性を構築するための最初のタイミングになる初診の時こそ、検査をすることがもたらす影響に気を配りたいものです。

話題が逸れますが、よく精神科診療では「カウンセリング（心理療法）を勧められたのですが必要でしょうか」という相談を受けることがあります。じつはカウンセリングにも副作用があります。カウンセリングを受けたことを契機に、目をそらし続けていた意識の下にある体験のことばかり考えるようになり、不眠、不安、抑うつ気分だけではなく、興奮や自殺企図に発展してしまうこともあります。認知機能のスクリーニング検査に対する安易な認識は、このカウンセリングに対する認識と似ています。

もちろん薬と同様、副作用を過度に恐れることはありません。必要性があれば検査を行うべきです。要は検査の適応を吟味し、検査を受ける人に生じるかもしれない反応に気を配るということを心がけるとよいでしょう。それはどの検査にも共通しています。

四．検査をする前に伝えたい言葉

検査にまつわるその目的、状況、生じうる反応を考慮し、来院した人の心情を想像した上で、医師はどのような言葉を伝えたらよいでしょうか。

まずは検査をする目的、検査を受ける上で生じるかもしれない反応について伝えたいものです。認知機能のスクリーニング検査をするのは、たいてい主訴から始まり病歴を聴取した後です。こうした流れを意識して検査の目的などについて伝えるとよいでしょう。

時々、隣で座っている家族や支援者が、検査を受ける人の回答に様々な反応を示すことがあります。この反応は検査を受ける人に望ましくない影響を及ぼすので配慮が求められます。

五．検査中に伝えたい言葉

検査は、検査者によってその方法にばらつきが多くなることを避ける必要があります。各検査の実施上の注意点を理解し、マニュアルに沿った実施が求められますので余分な言葉は避ける必要があるでしょう。しかし、検査を受ける人が戸惑ったり、「それはとても苦手です」と表明したり、回答に窮している様子が見受けられた場合には、慰め、労う言葉を短く伝えることは許されるでしょうし、そうした配慮はその後の医師との関係などにも影響を及ぼしそうです。

私たちからみれば簡単な質問項目、検査でも、記憶機能や見当識が低下した人には、認知機能のスクリーニング検査はとても疲れるものです。ですから検査が終わったら、まずは労いの言葉を伝えましょう。検査結果や、具体的な数値をことさら伝える必要はありませんが、尋ねられたら答えても構わないと思います。

まとめ

認知機能のスクリーニング検査をする時に伝えたい言葉を整理しました。簡単で副作用のない検査のように思われがちですが、認知症があるかもしれない人にとっては、思いの外、負担のかかる検査です。「スクリーニング検査ごときで、何を大げさな」「認知症がある人が検査を受けた時のことを覚えているわけがないのでは」などと思われるかもしれません。しかし認知症のある人が何でも忘れてしまうわけではありません。強い感情の変化を伴う体験については、記憶にとどまりやすいことが指摘されています。ですから、検査を受けた体験を不快な感情とともに想起するということは、これらのスクリーニング検査に伴う感情の変化がとても強かったと言えるのかもしれません。

こうした比較的簡便な検査であっても、気配りの行き届いた対話を心がけることが、認知症のある人と医師のその後の関係性によい影響を及ぼすでしょう。また認知機能のスクリーニング検査を安易に繰り返すのではなく、検査の必要性をあらためて考え、認知症のある人に無用な負担が生まれない配慮が求められます。

検査を受ける人への気配りと伝えたいメッセージ

✿質問に答えられないと戸惑いますし、思い出せないと不安になりますよね。日頃、買い物や料理をしない男性にとっては野菜の名前なんて苦手ですよね。皆さん、全てを正解できるわけではないので間違えても大丈夫です。

✿ご協力いただいたおかげで、○○さんに隠れているかもしれない病気を調べるための大事な情報を得ることができました。ありがとうございました。

✿少々、脳の全般的な機能には苦手になっているところがありそうです。

✿満点を取れないと認知症があるのかもしれないと皆さん心配されますが、大切なのは、認知症のように見えることのある身体の病気や薬の影響を調べることです。

画像検査を重視し過ぎていませんか？

一．年に一回検査をした方がよいと言われました

来院された人から、「脳SPECT検査もお願いしたいのですが」「年一回程度、頭部MRI検査を受けた方がよいでしょうか」「定期的に脳SPECT検査を受けた方がよいでしょうか」などのご質問をいただくことがあります。このように人々には画像検査への様々な期待があるようです。しかし画像検査はそんなに大切なものといえるでしょうか。もちろん診療の時期、状況によっては、一部の画像検査はとても大切だと思いますが、ただ闇雲に行うものではないと思います。

ここでは認知症のある人を診療する上で画像検査を行う意味を整理し、認知症のある人と家族に画像検査について伝えたいことを考えたいと思います。

二．認知症のある人の診療における画像検査の位置付け

認知症診断における画像検査には、頭部MRI検査、頭部CT検査、脳SPECT検査があります。アミロイドPETという検査もありますが、それほど一般的ではありません。頭部MRI検査、頭部CT検査は主として脳の構造上の変化、脳腫瘍、脳出血、脳梗塞、変性を調べるために行われます。脳SPECT検査は脳の血流分布を調べることにより、機能低

下部位を見出すために行われます。

（一）認知症以外の疾患を見逃さない

さて、認知症のある人の診断において重要なのは、回復可能性のある病態や進行しない病態（中枢神経系疾患、身体疾患、中枢神経系に影響を与える薬剤の影響）を速やかに鑑別診断することです。次に重要になるのは、それらの病態が除外されたのちに、認知症の原因疾患を診断することです。

こうした診断における目的を達成するためには、脳腫瘍、慢性硬膜下血腫、正常圧水頭症、脳梗塞、脳出血、白質脳症などを検出する必要性が生じます。ここで頭部ＭＲＩ検査あるいは頭部ＣＴ検査が役立ちます。認知症のある人の診療において画像検査をする最大の目的は、このように認知症以外の脳疾患の除外診断であるということにつきます。

時々、何年も前からアルツハイマー型認知症と診断されている施設入所中の方を診療する際、なんら画像検査を受けていない方に出会うことがあります。そうした方に画像検査を改めて実施してみると、認知症以外の疾患の見落としが明らかになることがあります。やはり頭部ＭＲＩ検査や頭部ＣＴ検査は認知症のある人の診療において必須と言えるでしょう。

三．脳ＳＰＥＣＴ検査は必須？

アルツハイマー型認知症のある人の脳ＳＰＥＣＴ検査では、頭頂連合野、楔前部、帯状回後部の集積低下を認めることが典型的とされています。レビー小体型認知症のある人では、後頭葉の集積低下を認めることが典型的とされています。前頭側頭型認知症のある人では前頭葉、側頭葉の集積低下が典型的とされますが、頭頂葉に集積低下が及ぶことも珍しくないとされています。しかし原因疾患を見出すために、脳ＳＰＥＣＴ検査が必須だとは言えないと思っています。その理由は脳ＳＰＥＣＴ検査の感度、特異度、コスト、診断基準の点から説明できます。

例えばJagustらの報告によれば、脳ＳＰＥＣＴ検査でアルツハイマー型認知症に典型的な集積低下を示した群でアルツハイマー病の病理診断を予測したところ、感度は六三%、特異度は八二%に過ぎなかったようです。脳ＳＰＥＣＴ検査で典型的な結果を示したからといって、診断は確実とは言えなくなります。

脳ＳＰＥＣＴ検査に要するコストは比較的高額です。保険診療でも一割負担で九〇〇〇円程度、三割負担では二五〇〇〇円前後を要します。確実に診断できるとは言えない検査に、これだけの費用を支払う意義がどの程度あるのか疑問です。そして診断基準に脳ＳＰＥＣＴ検査結果は必須条件ではありません。以上から、脳ＳＰＥＣＴ検査結果はあくまでも参考所見、傍証に過ぎないと言えるのではないでしょうか。

四．ＭＩＢＧ心筋シンチグラフィは必須？

レビー小体型認知症では心臓の交感神経終末に異常が生じるとされており、ＭＩＢＧ心筋シンチグラフィで心筋への薬剤の取り込み低下を認めるのが典型的な所見とされています。アリセプトにレビー小体型認知症の適応が追加され、「もしかしてレビー小体型認知症かもしれないですから、ＭＩＢＧ心筋シンチグラフィを受けることはできないでしょうか」というご希望をいただくことが増えました。しかしＭＩＢＧ心筋シンチグラフィはレビー小体型認知症の診断に必須と言えるのでしょうか。

（一）ＭＩＢＧ心筋シンチグラフィの落とし穴

ＭＩＢＧ心筋シンチグラフィは三環系抗うつ薬、カルシウム拮抗薬など、いくつかの薬剤を服用していると、レビー小体型認知症と同様の検査結果が生じることがわかっています。特にカルシウム拮抗薬などは高血圧症をお持ちのご高齢の方は多いですから、レビー小体型認知症ではないのに服用したまま検査を受けると誤診されかねない状況になってしまいます。また糖尿病や心疾患をお持ちの方の場合にも、レビー小体型認知症ではないのにそれと同様の検査結果が生じると指摘されています。

最新のレビー小体型認知症診断基準では、このMIBG心筋シンチグラフィの結果が支持的特徴より上位の示唆的特徴に格上げされました。しかしだからといって、こうした検査の特性を知らぬまま、病歴や身体所見を重視せず検査結果を盲信することは誤診につながってしまいます。その実施と結果の解釈には慎重さが求められます。

五．画像検査が重視され過ぎる背景に潜む要因

「MCIですが頭部MRI検査で脳萎縮を認めるのでアルツハイマー型認知症と考えられます」「MCIですが脳SPECT検査で典型的な所見を認めるため、アルツハイマー型認知症を発症するリスクが高いと判断し抗認知症薬を開始しました」という言葉を情報提供書から目にすることが少なくありません。どうやら画像検査が重視される背景にも、早期診断の啓発が影響しているようです。

繰り返しますが、早期診断啓発の正しい解釈は「早期に認知症以外の病態を鑑別すること」です。決して認知症の状態ではないけれど、もの忘れのある人の将来を予測することが早期診断啓発の本意ではないはずです。そもそものような予測をすることは現時点では無理な話です。

だからと言って、右記のような情報提供書を記載する医師を非難するつもりはありませ

ん。恥を忍んで申し上げますと私自身、画像検査結果を重視し過ぎてしまい、後々なんら認知症を発症しなかったという申し訳ない診療をした経験があります。

（二）画像診断が将来を予測するのか？

医師は認知症を心配して受診された人に、なんとか正しい診断を伝えたいと考えるものです。受診された人の希望に応じ、脳ＳＰＥＣＴ検査を実施し、臨床症状から現時点では認知症とは考えにくいと思っても、脳ＳＰＥＣＴ検査に典型的な所見を見出した時、判断が揺さぶられるような気がしています。目の前の患者さんの将来を思えば、「リスクがあると伝えた方がよいのではないか」と思ってしまうかもしれません。しかし確実とは言えない予測を述べても、それは誤診や過剰診断かもしれないわけですし、そうであればいたずらに不安を与えることになりかねません。

初期段階での認知症の診断は思いのほか難しいものです。認知症の診断基準には「慢性、進行性」とあります。初診の段階では「慢性、進行性」かどうかを判断することは難しいことが少なくありません。たとえ典型的な画像所見を見出したとしても診断を保留とし、経過をみて再検討することも場合によっては必要なことではないでしょうか。

六．定期的に頭部ＭＲＩ検査を実施する必要性はあるか？

頭部ＭＲＩ検査の必要性が初診時の鑑別診断にあることはすでに述べました。それでは定期的に実施する必要性はあるでしょうか。結論を申し上げますと、診断が定まっていれば、その必要性はないと思われます。進行性の脳萎縮を観察することに、認知症のある人を援助する上での意義はあまりないのではないでしょうか。「ああ、やはり萎縮していますね」と述べたとすれば、哀しい気持ちを抱かせることになるでしょうし、「それほど萎縮してませんね」と述べたとしても、進行性の病態である以上、元気付けるほどの効力はないでしょう。頭部ＭＲＩ検査も決して安価な検査ではありません。いたずらに検査をすることは認知症のある人の暮らしにマイナスの影響をもたらしかねません。

一方で定期的に頭部ＭＲＩ検査を実施する必要性はないと思いますが、けいれん発作など他に認知症以外の疾患による可能性のある症状が急に生じた場合など、病態に急激な変化が生じた時にはためらわず実施すべきでしょう。認知症と診断されたからといって、脳卒中や慢性硬膜下血腫などの占拠性病変を後々合併しないとは限りません。

六．画像検査を期待して来院した人に伝えたいこと

早期診断の啓発の中で、画像検査に関しても様々な情報がメディアを通して人々に伝わっているようです。その中には誤解も少なからず生じているようです。確かに画像検査は客観性があり、生物学的な結果を示してくれるため、信頼性の高いものとして、認知症の診断において過剰に重きを置いてしまいやすいのかもしれません。しかし画像検査を実施する目的、意義を理解し、認知症の初期診断はそれほど容易ではないということを謙虚に受け止め、目的以外の使用に関しては慎重になった方がよい気がしてなりません。画像検査の結果を過度に信頼することは、過剰診断や誤診をもたらすかもしれません。認知症の診断で重要なのは神経心理学的症候の確認と、丁寧な病歴聴取、服用薬剤や併存する身体疾患の確認にあることを再認識し、画像検査を実施する時にはその目的を意識したいものです。

画像検査を希望された時に伝えたいメッセージ

- 画像検査で大切なことは、脳腫瘍、慢性硬膜下血腫、正常圧水頭症などのように認知症に見えるけれども、認知症ではない病態を見逃さないことです。これらの病気は治療によって治癒する可能性があります。
- 脳に萎縮などがあったからといって、認知症と診断されるわけではありません。
- 定期的に頭部ＭＲＩ検査を実施する必要は特にありません。急な変化があれば実施する必要があるかもしれませんので、その際は遠慮なく教えてください。

認知症のように見える病気や薬の影響を見落とさないことが大切です

一．認知症のある人の心を支える存在であるために

各種検査を実施した後の診察では、推定される診断、療養の方針を説明することになります。医師はこの診察の際に、どのような姿勢で何を伝えたらよいでしょうか。

認知症を心配して来院された人と家族が、推定される診断を受容しやすくなり、その後の暮らしが少しでも安心して張り合いのあるものになることへ寄与するための言葉を伝えたいものです。

ここでは検査結果の説明に際して、認知症を心配して来院された人と家族に伝えたいことを中心に考えたいと思います。

二．診察を待つ人の心情を理解する

検査結果の説明を聞きに来院し、診察室の前で待っている人は、どのような心情を抱くものでしょうか。

加齢によるもの忘れのある人の場合、検査を終えてから次の受診までの日々は「アルツハイマー型認知症だったらどうしよう」「きっと歳のせいだろう」といった不安と期待の間を行きつ戻りつしていたかもしれません。

身体疾患や薬剤によるもの忘れのある人の場合はどうでしょうか。意識障害がない場合には、加齢によるもの忘れのある人と同様の想いを抱いているかもしれません。意識障害のある人の場合には、ぼんやりして医療機関を訪れた理由も理解できないかもしれません。

アルツハイマー型認知症、血管性認知症、レビー小体型認知症のある人の場合はどうでしょうか。認知機能障害の程度が軽度の場合には、受診理由をそれなりに理解され、加齢によるもの忘れのある人と同様の想いを抱いているかもしれません。中程度に進行している場合には、受診理由を忘れているため、なぜ自分が医療機関を受診しているかを理解できない、あるいはそもそも医療機関に足を運んでいるということさえもわからず、困惑しているかもしれません。

前頭側頭型認知症のある人の場合はどうでしょうか。常同性や刺激に反応しやすい傾向のために、とても落ち着かず苛立ちを感じているかもしれません。

アルコールによる認知症のある人の場合はどうでしょうか。飲酒していることを指摘されることを予測して、苛立ちや不快感を抱いているかもしれません。

三．説明を受ける人の心情を想像する

検査結果の説明を受けるために受診された人が抱く心情は、推定される診断や病期によっ

て多少の違いがあるように思われます。こうした心情を想像しないまま推定診断や療養方針を説明しようとすると、どうなるでしょうか。想いを理解してもらえていないという反応を生み出してしまうと信頼関係を損なうことになりかねません。そうなってしまうと推定される診断をいくら説明しても、受容しづらい気持ちになりかねません。

推定される診断が何であれ、その説明を受けた時には「本当にそうだろうか」「この先どうなるのだろうか」と不安や恐れを抱くはずです。認知症のある人が説明を受けた後、安心して暮らすことができるためには、認知症のある人と家族や介護する人が、受け入れがたい診断を一旦は受け止め、その後の療養方針と具体的な治療内容に耳を傾けることができるかどうかが鍵になるような気がします。検査結果と診断を伝える過程は、単に説明し同意を得る過程ではなく、治療の一部と考えてのぞむ必要があるような気がしています。

四．説明する前の準備

この診察が治療の一部だとすれば、治療目標を意識して診察にのぞみたいものです。そのためには診察の前に、病歴を振り返り検査結果を確認し、推定される診断を明らかにしておく必要があります。忙しい診療の中では、説明しながら検査結果を確認し、最終的に考えられる診断を伝えるという状況になりがちかもしれません。しかし検査結果を確認しつつ、診断を考えている過程は、医師の表情に表れてしまいます。医師が診断に迷う様子を受診された人に感じさせてしまうのは避けたいものです。ですから、病歴を振り返り、検査結果を確認し、診断を明確にした上で、説明にのぞむという準備が求められるでしょう。

五．診察の位置付けから説明する

診断を明確にした後、認知症を心配して受診された人と家族、場合により地域包括支援センター担当者やケアマネージャーを診察室に呼び入れます。ここで配慮したいのは、いきなり説明を始めないということです。認知症のある人は、診察室に入った理由を覚えていないかもしれません。説明しようとしている医師の顔も忘れているかもしれません。家族は状況を理解していても、不安や恐れを抱いています。推定している診断をもとに、本人と家族の心情を想像しながら話を始めることがまずは大切と言えるでしょう。

心情を想像しながら、まず伝えたいのは診察の位置付けになります。いきなり診断と療養方針を説明しても、診察の位置付けを忘れてしまっていたら、困惑を強め、説明を受け入れる機会を奪うことになってしまいます。初診以降の過程を説明し、診察の位置付けを説明することが大切になります。

ここで意識しておきたいのは、日時の見当識障害や短期記憶障害があることに配慮して、

8802-599 JCOPY

時系列を明確に、わかりやすく説明することです。そして認知症のある人に生じやすい自己肯定感の低下に配慮し、受診したことを労い、肯定的な言葉を伝えることも意識します。

六．結論を伝えてから根拠を説明する

診察の位置付けを説明した後、診断に関する説明を始めます。ここでも、本人と家族が抱きやすい不安と恐れに配慮する必要があります。

検査結果を説明してから診断を伝える順番では、不安や恐れを強めかねません。最後の診断を伝える時に、来院時の不安や恐れが倍増しているようでは、せっかく丁寧に鑑別診断していても、受容しきれなくなってしまいそうです。ですから診断に関する説明の際には、検査結果の説明から始めるのではなく、診断を伝え、その根拠として検査結果を説明するという流れがよいような気がしています。

診断を伝えるに際しては、以前は診察の前に家族から「本人には認知症と言わないでほしい」「アルツハイマーだとは言わないでほしい」といった要望をいただくこともありました。しかしこの数年、そうした要望を耳にする機会がほとんどなくなりました。認知症という言葉がそれだけ広まったということなのかもしれません。認知症と伝えるか否か、アルツハイマーと伝えるか否かというのは、特別な配慮が必要な時代ではなくなりつつあるようです。

七．鑑別診断の目的を踏まえて説明する

診断を伝えることに際して議論になりやすいのは病名告知の是非です。しかし私自身は病名を告知する、しないということよりも、鑑別診断の目的である「認知症のように見えるが認知症ではない疾患があるかないか」ということを伝えることの方が大切なことであり、説明に際して理にかなうことのような気がしています。

そもそも初期の認知症を診断するのは難しいことです。経過を観察してようやく診断されることも少なくありません。私たちの認知症診断精度はそれほど高いものではないのです。大切なのは「認知症のように見えるが認知症ではない疾患を見落とさない」ことです。ですから検査結果の説明の前に診断を伝える時、アルツハイマー型認知症が考えられたとしても、後ろのメッセージのような説明をした方が、鑑別診断の目的にかなっていますし、理解されやすいものになるのではないでしょうか。

八．検査結果はその目的とともに伝える

「認知症のように見えてしまう身体の病気や薬の影響はない」という結論を伝えた後、検査結果の説明をすることになります。

この際も、短期記憶の障害があることに配慮し、検査をした理由を伝えながら、理解されやすい説明を心がけたいものです。血液検査の説明に際しては「甲状腺ホルモンの異常、ビタミンＢ１、Ｂ12の不足、ナトリウムやカルシウムなどの代謝異常、感染症などによってもの忘れが増えることがありますから血液検査をしましたが、異常はありませんでした」のような説明が求められます。頭部ＭＲＩ検査の説明に際しては「脳腫瘍や脳出血、脳の表面に血腫と呼ばれる血液の貯留、正常圧水頭症という脳の中の脳室の拡大などによって、もの忘れが増えることがありますから頭部ＭＲＩ検査を実施しましたが、それらはありませんでした」のような説明が求められます。脳萎縮については、その原因は数多くありますので、あまり取り上げる必要はないように思えます。脳波検査の説明に際しては「てんかんや軽い意識障害でもの忘れが増えることがありますので脳波検査を実施しましたが、それらを強く疑う結果は見出されませんでした」のような説明がよいでしょう。

検査結果を説明した後は、「以上のように、認知症のように見えてしまう身体の病気や薬の影響はありませんでした。ですから今からどこかの科に行って、治療をしなくてはならないということはありません」とおさらいをしておくとよいでしょう。こうした話の流れの方が、そのあとのアルツハイマー型認知症をはじめとする認知症に関する説明を少しでも前向きに受け入れやすくなるような気がしています。

九．診断の不確実性を踏まえて伝える

アルツハイマー型認知症をはじめとする認知症の原因疾患について説明する際は、診断精度が十分とは言えないことに配慮した説明が理解されやすいような気がしています。断定的に説明するのではなく、診断の不確実性を認識し、謙虚な姿勢で伝えることが望ましいのではないでしょうか。

まとめ

認知症という言葉は様々な啓発によって広がり、診断を伝える際の受けとめられ方も変わってきているような気がします。しかしそれでも認知症を心配して来院した人の気持ちには不安や恐れがあるものです。来院した人の心情に理解を深め、想像し、鑑別診断の目的を意識しながら、不安や恐れが最小限になり、その後の暮らしが安心できるものに寄与する説明になるよう心がけたいものです。

8802-599 JCOPY

鑑別診断の結果を伝える時のメッセージ

- 検査により認知症のように見えてしまう身体の病気や薬の影響はないということがわかりました。今から治療や手術をしましょうということにはなりませんのでご安心ください。
- そして、今のところアルツハイマー型認知症の可能性があるということになります。ただし、進行するという認知症の特徴は経過をみなければわかりません。
- ですから今の時点ではその可能性があるという判断に留まります。認知症だったとしても、安心して暮らすことができるよう、一緒に考えていきましょう。

治療目標は認知症があっても
安心と張り合いを得ることです

一．はじめに

推定診断を伝えた後は治療について説明することになります。医師はこの診察の際に、どのような姿勢で説明したらよいでしょうか。

診断を耳にして認知症のある人と家族が抱く不安が軽減され、認知症とつきあいながら暮らそうと思える言葉を伝えたいものです。ここでは認知症と診断された人と家族に、治療について説明する時に伝えたいことを整理してみたいと思います。

二．薬物療法から説明しない

医師は治療について説明する際、まず薬物療法について説明しがちです。医師は治療において治すことを重視します。いかに効果的で負担の少ない治療をするか、それが医師の大切な役目です。症状を取り除く、疾患を治すという視点で考えた時、薬物療法は大切な治療方法になります。ですから治療について説明する際、薬物療法について多くの時間を割くのも当然と言えるでしょう。もちろん薬物療法について丁寧に説明するのはとても大切なことです。

しかし認知症のある人にとって薬物療法はそれほど大切なことではないように思えます。

なぜならば医師は薬物療法によって認知症を根本的に治すことができません。認知症のある人に生じることのある精神症状でさえも、薬物療法は力不足です。有効性に限界のある薬物療法から説明するということは、薬物療法に対する過度な期待を与えかねません。ことさら薬物療法に関する説明を急ぐのではなく、むしろ後回しにした方がよいような気がしています。

三．薬物療法以外に何を伝えたらいいか

それでは薬物療法以外の何から伝えたらよいのでしょうか。薬物療法という手段を奪われると、何から話してよいか不安を抱く医師もいるかもしれません。精神科医の中にも「認知症診療で薬に効果が乏しいのなら、何をしたらよいのかわからない」という医師がいるようです。

本来であれば精神療法を得意とするはずの精神科医が薬物療法以外に何を伝えたらよいのかわからないという声を聞くと、精神科医の端くれとして少々複雑な気持ちも抱いてしまいます。しかしそんな精神科医も実は気が付かないうちに、薬物療法以外の大切な言葉を伝えていることが結構あるのではないかと思っています。

（二）笑顔が増えた本当の理由

抗認知症薬に関して、少々批判的な話をさせていただいた後、精神科医からこんな意見を頂くことがあります。「抗認知症薬の有効性には限界が大きいとおっしゃいますが、抗認知症薬を始めた後、ご家族から本人の笑顔が増えた、口数が増えたという声を聞くことがあります。これは抗認知症薬の効果なのではないでしょうか」。抗認知症薬の効果は「認知症症状の進行抑制」です。笑顔や口数が増えるという変化は認知症症状の進行が抑制されて生じているとは思えません。では何が認知症のある人の笑顔や口数に影響を及ぼしているのでしょうか。ご意見をくださる精神科医に薬物療法以外にどんなことを伝えていらっしゃいますかと尋ねると、大抵こんな答えが返ってきます。「ご家族に適切なかかわり方を伝え、ご本人に日頃の過ごし方を伝えています」、「デイサービスの利用を勧めています」。こうした医師の説明による家族のかかわり方の変化、デイサービスの利用こそが、認知症のある人の笑顔や口数に影響を及ぼしているのではないでしょうか。

このような療養指導や生活指導とも呼べる薬物療法以外の説明は、精神科医以上に内科医の方が得意なことかもしれません。高血圧、脂質異常症などの治療に際しては、生活習慣に関する指導が重要になります。ですから認知症のある人と家族への薬物療法以外の説明は、内科医にとっては日頃からされている診療の延長にあるもので、それほど特別なことではないのかもしれません。

非薬物療法と聞くと、何やら特別なことのように思えてきて、気後れするかもしれませんが、医師が日常的にしていることを少し意識して実行するという程度の認識でよいのかもしれません。ただし認知症のある人と家族を前にした時、伝え方、伝える順番にはいくつかの配慮が求められるような気がしています。

四．薬物療法以外の大切なことをどのように伝えるか

認知症のある人や家族に「日中はなるべく運動をしましょう」「規則正しい生活を心がけましょう」「デイサービスに行きましょう」と、いきなり指導然とした伝え方で説明するのはあまり効果的ではないように思います。何しろ認知症のある人や家族の多くは私たちの大先輩です。医師とはいえ、年下の者から指導されて「そうしよう」と動機づけられる人はそれほど多くはないでしょう。当たり前のことかもしれませんが、まずは大先輩に対しては「僭越ながら」「恐縮ですが」という姿勢が求められます（もちろん認知症のある人と家族よりも大先輩級の医師には当てはまらないですが）。

こうした謙虚な姿勢を意識したからといって、すぐさま具体的な生活上の心得のような話題に入るのも得策ではありません。あれこれ指導しても「そうは言ってもどうせ治らない」という悲観的な想い抱いている人にはどんな言葉も響かないかもしれません。指導が聞き入

れられにくい状況を踏まえた手順と伝え方が求められます。

五．認知症とともに暮らす上での目標を伝える

まずは認知症とともに暮らす上での目標を、わかりやすく明確に伝えることが大切です。メッセージにあげたように、多くの人々が抱きやすい、認知症に対するネガティブな印象を少しでも変えることを意図した言葉、本人と家族が孤立せず援助希求性が高まるよう配慮した言葉も伝えることができるとよいでしょう。そうした言葉を伝えることで、認知症のある人と家族はそのあとの話を受け入れやすくなるような気がしています。

六．目標を達成するために必要なことを伝える時に

次に伝えたいことは目標を達成するために必要なことになります。こうした時に「本人は忘れてしまうから話しても意味がない」という医師の意見を聞くことがあります。しかし詳細を忘れてしまったとしても、まずは家族よりも本人に伝えることが大切だと思います。

本人を前にして家族にばかり伝えていくという状況は、認知症のある人にとって「よくはわからないけれど、私のことをあれこれ話している」という居心地の悪さを与えかねません。

ですからまずは本人に伝えた方がよいのではないでしょうか。詳細を忘れてしまったとしても、これからの暮らしに大切なことを担当医は考えてくれているという体験は、認知症のある人と援助する人の信頼関係を育んでくれそうです。

認知症に限ったことではありませんが、なんらかの障がいを持つことになった人にとって大切になるのは、いかにして必要な援助にアクセスできるかということです。必要な援助にアクセスするためには、その人が援助を求めることと、適切なタイミングで援助が提供されるという二つの条件が必要になります。そのためには私たちが適切な援助を整えておくとともに、認知症のある人の援助希求性が保たれていることが必要になります。ですから医療につながったばかりの認知症のある人にとって、医療は安心できる存在、助けを求めてよい相手として認識してもらえるように配慮することは、具体的な援助を整えること以上に大切なことのような気がしています。医療が見限られてしまっては、その先の認知症のある人の暮らし、家族の暮らし、介護職の人たちに迷惑をかけることになってしまいます。こうした点に配慮して初めて、地域包括支援センター、家族会といった地域資源に関する情報提供も活きてくるのではないでしょうか。

七．必要なことは具体的に伝える

必要なことを伝える際には、専門用語を避けてシンプルな言葉で伝えることが大切に思えます。ただ「認知症だから介護認定を受けましょう」ではなかなか理解を得るのは難しいように感じています。

こうした言葉は必ず家族に同席してもらいながら伝える必要があります。認知症のある人への言葉を家族にも聞いてもらうことが、療養上必要なことを家族に理解していただく上でも重要になります。

八．家族への伝え方

その次に家族にもぜひ伝えたい言葉があります。家族は認知症のある人の暮らしにおいて大切な存在です。認知症のある人が安心して暮らすためには、家族にその心情を理解してもらう必要があります。

家族に伝える際に気をつけたいのは、介護上の具体的なことをあれこれ足早に伝えないことです。こうした伝え方は家族に「私がなんとかしなくてはいけない」と認識させ、家族を追い詰めかねません。認知症のある人の心情を理解してもらえれば、かかわり方は自ずと適切なものになります。介護の具体的なことよりも、家族が孤立せず、家族の援助希求性を高めることの方が重要になります。家族に説明する際には、その目的が「認知症のある人の心情を理解してもらう」ことである点を意識する必要があります。

まずは「これからのことがとても心配だと思います、皆さんそうですよ」と、家族の心情を代弁し、不安なのは決して一人ではないと伝えることが大切だと思います。そして認知症のある人の心情を伝えつつ、一番心がけていただきたいことを伝えることが大切になります。家族が援助者につながりやすくなるような言葉を伝えたいものです。

まとめ

アルツハイマー型認知症を念頭に治療について説明する時に伝えたいことを整理してみました。ここで整理したことは説明の際の中核に過ぎません。原因疾患によって、いくつか追加すべき点があります。診断による援助の仕方の細部に違いはありますが、根幹は共通していると思います。

認知症と診断された人と家族の心情を想像し、不安が少しでも軽減され、孤立せず援助につながりやすくなり、安心して暮らすことのできる第一歩となるような言葉を伝えていくことが、薬物療法より増して大切になるのではないでしょうか。

今後の目標をわかりやすく伝えるためのメッセージ

- 残念ながら今の医療では認知症を根本的に治すことができません。治せない認知症をなんとかしようとするのではなく、認知症があっても安心して、張り合いを感じることができるようにすることが、今後の目標になります。
- 認知症があっても安心して、楽しく、張り合いを感じながら暮らしている人は大勢いらっしゃいます。
- ご本人が安心して暮らすためには、ご家族や周囲の人が、もの忘れを指摘したり、叱ったりせず、記憶しているかどうか試そうとしないことが大切です。
- 困ったらいつでも相談していただいて構いませんし、地域包括支援センターやこれから担当になるケアマネージャーさんなどと相談しながらご本人の暮らしを支えていきましょう。

抗認知症薬には限界があります

一．抗認知症薬の有効性と副作用について理解する

抗認知症薬について説明するためにはその有効性と副作用について理解しておく必要があります。現在使用可能な抗認知症薬はコリンエステラーゼ阻害薬のドネペジル（アリセプト）、ガランタミン（レミニール）、リバスチグミン（リバスタッチパッチ、イクセロンパッチ）、NMDA受容体拮抗薬のメマンチン（メマリー）の計四剤があります。全ての薬剤はアルツハイマー型認知症への適応がありますが、ガランタミンは軽度および中等度、メマンチンは中等度および高度に限定されています。またレビー小体型認知症への適応はドネペジルに限定されています。

抗認知症薬の有効性は添付文書によれば「認知症症状の進行抑制」とされています。決して「症状を治す」ものではありませんし、「進行を止める」わけでもありません。

それでは「認知症症状の進行抑制」とはどの程度のものなのでしょうか。抗認知症薬の国内第Ⅲ相臨床試験の結果を、添付文書をもとに整理したものが表1、2になります。ここで私たちは二つの点に着目する必要があります。一つ目は抗認知症薬四剤の多くが全般臨床評価においてプラセボに対する有意差を確認できなかったという点です。二つ目はレビー小体型認知症に対してドネペジルは幻覚、認知機能の変動に対する有効性を統計学的に示せなかったという点です。この二つの結果は抗認知症薬の有効性に限界が大きいことを示す根拠

表 1　抗認知症薬のアルツハイマー型認知症に対する国内第Ⅲ相臨床試験における認知機能検査および全般臨床評価とその結果

	対象	認知機能検査		全般臨床評価	
		評価尺度	偽薬/実薬群間比較	評価尺度	偽薬/実薬群間有意差
ドネペジル	軽度～中等度	ADAS-Jcog	2.96	全般臨床症状評価	＋
	高度	SIB	9.0（10 mg）/6.7（5 mg）	CIBIC plus	10 mg 群＋/5 mg－
ガランタミン	軽度～中等度	ADAS-Jcog	1.49（16 mg）/2.59（24 mg）	CIBIC plus-J	－
リバスチグミン	軽度～中等度	ADAS-Jcog	1.2	CIBIC plus-J	－
メマンチン	中等度～高度	SIB-J	4.53	Modified CIBIC plus-J	－

ADAS-Jcog：Alzheimer's Disease Assessment Scale, cognitive subscale component-Japanese version
SIB：Severe Impairment Battery
CIBIC plus：the Clinician's Interview Based impression of Change plus caregiver input

＋：有意差あり
－：有意差なし
（添付文書より）

といえます。

「そうはいっても認知機能に関して、抗認知症薬は有効性を示している」という反論もあるかもしれません。確かにその通りです。しかしその差はわずかに過ぎません。「認知症症状の進行抑制」という有効性は、プラセボに比してわずかに示されている程度に過ぎないといえま

表 2　ドネペジルのレビー小体型認知症に対する国内第Ⅲ相臨床試験における認知機能検査および全般臨床評価とその結果

投与群	MMSE		NPI-2	
	0 週からの変化量 平均値±SE (n)	平均量の群間比較 平均差 (＋は改善)	0 週からの変化量 平均値±SE (n)	平均量の群間比較 平均差 (－は改善)
10 mg	2.2±0.4 (49)	1.6	−2.8±0.5 (49)	−0.7
5 mg	1.4±0.5 (43)	0.8	−1.8±0.6 (45)	0.4
プラセボ	0.6±0.5 (43)	−	−2.1±0.6 (44)	−

＊国内第Ⅲ相臨床試験 12 週最終時　添付文書より抜粋

MMSE：認知機能の評価尺度（Mini-Mental State Examination）

NPI-2 ：幻覚、認知機能変動の評価尺度（Neuropsychiatric Inventory）

す。この結果は服用を強く勧める根拠としては弱いのではないでしょうか。少なくとも「認知症症状を改善させる」「進行を止める」と説明するのは根拠がなく、十分な説明のないまま処方することは、過度な期待を抱かせることになりかねません。

二．医師は抗認知症薬の有効性を評価できない

薬物療法は、有効性があり副作用が許容されるのであれば継続し、有効性がなければ漫然と継続せずに中止する必要があります。どのような薬剤も長期間服用することは、想定外の副作用をもたらす可能性を高めますし、有効性がなかった場合には無用なコストの

増加をもたらします。

それでは抗認知症薬の有効性を医師は評価することができるのでしょうか。私は抗認知症薬の有効性を診療で評価することはできないと思っています。認知症症状の進行は年単位で長期にわたります。そして罹病期間には年単位の個人差があります。ですから処方した後、服用している人に認知症症状の進行が抑制されているかどうかを評価することは困難というよりもできないといった方が適切のような気がしています。有効性を評価できないということは、無効という評価もできないということになります。したがって抗認知症薬は有効性を評価できず、無効だったとしても服用し続けることになりかねません。

三．副作用も評価しにくい

抗認知症薬の副作用とその発生頻度について、添付文書をもとに表3にまとめました。副作用は多岐にわたり、発生頻度はまれではないようです。貼付剤の接触性皮膚炎は比較的高頻度に発生するようです。とはいえ、どんな薬剤にも副作用はあります。副作用があるからといって慎重になり過ぎるのも考えものです。しかし認知症のある人の場合、認知機能の低下のために薬剤によって生じた心身の不調を申告しにくくなっているという点に注意が必要です。そして副作用による心身の不調は、認知症の進行や認知症によって生じた行動障害・

表 3　抗認知症薬のアルツハイマー型認知症を対象とした国内第Ⅲ相臨床試験における主な副作用と頻度

コリンエステラーゼ阻害薬						
	消化器系	精神神経系	錐体外路症状	循環器系	泌尿器系	その他
ドネペジル	1〜3%未満	0.1〜1%未満	0.1〜1%未満	0.1〜1%未満	0.1〜1%未満	省略
ガランタミン	5%以上（悪心14.9%、嘔吐12.4%）	不眠（1〜5%未満）、その他（1%未満）	1%未満	心室性期外収縮（1〜5%未満）、徐脈1〜5%	1%未満	省略
リバスチグミン	食思不振、悪心、嘔吐5%以上、下痢、腹痛、胃炎5%未満	不眠（1〜5%未満）、その他（1%未満）	1%未満	1%未満	1%未満	接触性皮膚炎5%以上

NMDA 受容体拮抗薬				
	消化器系	精神神経系	肝機能障害	循環器系
メマンチン	1〜5%未満	頭痛、めまい1〜5%未満、傾眠、不眠、不穏等1%未満	1〜5%	血圧上昇1〜5%、血圧低下1%未満

（添付文書より）

心理症状として誤解されやすくなります。例えばコリンエステラーゼ阻害薬によって下痢が生じたとしましょう。腹部の不快感や便意を感じ、度々トイレに行きたくなるけれども、見当識障害によってトイレの場所がわからず歩き回るようになると、「認知症による徘徊が始まった」と誤解されかねません。そして下痢が続いて脱水が生じ活気がなくなると「認知症が進行してきた」と誤解されかねません。貼付剤がもたらす掻痒感が焦燥や易怒性として表現されることもまれではありません。

このように抗認知症薬の副作用は気づかれにくく、副作用ではなく認知症の進行や認知症の行動障害・心理症状として誤解されることがあり、たとえ副作用による変化だったとしても、その中止によって改善する可能性が見落とされ、薬剤の増量・増加を招きかねないといえるのではないでしょうか。

四．抗認知症薬に対して抱いている心情に配慮する

抗認知症薬に対して少々批判的な意見を述べました。だからといって「抗認知症薬の有効性には限界があり、副作用は察知しにくいので、服用することはお勧めできません」と言い切るのには問題があると思っています。そうした説明は落胆しかもたらしません。

抗認知症薬に関する好意的な評価が広まる中で、認知症のある人、それ以上に家族は、抗認知症薬への強い期待を抱いています。抗認知症薬の有効性の現実を頭ごなしに説明し、落胆させてしまっては、認知症とともに暮らしていこうとする想いに水を差すことになってしまうかもしれません。期待を否定するような説明は、「叱られている」気持ちさえ抱かせるこ

とになってしまうかもしれません。

まずは抗認知症薬に対してどの程度の期待を抱いているかを推し量りつつ、期待に理解を示す姿勢が求められるでしょう。抗認知症薬に期待し、同じように思っている人が多くいることを伝えることができるとよいでしょう。

抗認知症薬の具体的な説明の前に、認知症のある人と家族が抱いている心情に理解を示すことは、そのあとの説明に対する理解を深まりやすくしてくれるような気がしています。

五．有効性についてわかりやすく説明する

抗認知症薬の有効性について説明する際には、できるだけ平易な言葉でわかりやすく、公平に説明することが求められます。公平さという点では添付文書通りの説明が基本になりますが、専門用語はなるべく避けた方がよいでしょう。

六．副作用についてわかりやすく説明する

有効性だけではなく副作用についてもわかりやすく説明する必要があります。作用機序の異なる薬剤ごとに具体的に説明するとよいでしょう。その上で、抗認知症薬の副作用が察知

されにくいこと、誤解されやすいことを伝えておくとよいでしょう。

七．治療の目標を再確認する

薬剤に関する説明は、どんなにわかりやすく努めても理解しにくいものです。一通り説明した後、「何か疑問や質問はありますか」と質問の機会を確保するとよいでしょう。十分な説明をしても、迷いが生じているかもしれません。適切な判断のために、最後に治療の目標を再確認するとよいような気がしています。治療の目標にあらためて理解が深まるような言葉を伝えるとよいでしょう。

八．判断から生まれる心情に配慮する

服用をするかしないかという判断が生み出す心情にも配慮したいものです。根本的な治癒を望めない診断を前にして服用するという判断は「副作用でつらい思いをする（させる）ことになったらどうしよう」という想いだけではなく、「先生は薬を勧めていないかもしれないのに、飲みたいと言ったら迷惑をかけやしないか」と、医師に対して過度な気遣いをしてしまう人もいるようです。服用しないという判断は「効果があるかもしれないのに後悔しない

だろうか」という想いを生むこともあるようです。こうした心情は認知症のある人よりも家族が抱きやすいかもしれません。

迷いに気付いたら「急いで決める必要はありません」「迷うようなら保留にしましょう」「次の診察の時に相談しましょう」のように、判断を先延ばしすることを肯定し、焦ることなく納得のいく判断ができるよう援助することがよいような気がしています。

「通院するには薬の処方を受けなくてはならないし、薬を飲む必要がなかったら通院できなくなると思っていました」と、本人と娘さんから言われることがありました。「薬を飲むことが目標ではなくて、もの忘れがあっても安心して楽しく生活できるのが目標ですし、そのための相談の場が診察室なので遠慮なく来てください」とお伝えしました。その人と娘さんは今も二人で仲良く通院し、診察が終わるといつも決まって「先生の顔を見にくると安心するんだ」「父はここに来るとほっとするようです」とおっしゃいます。薬以外のことの大切さを教えていただく機会になっています。

まとめ

抗認知症薬について説明する時に伝えたいことを整理してみました。こうした説明をしていると、服用しないという判断をされることが多くなります。「薬も出さないで通院してもらう意味があるのか」と他の医師から尋ねられることがあります。しかし私は抗認知症薬を処方しなくても通院していただくことの意義はあると思います。そもそも通院治療の目標は薬物療法ではありません。認知症のある人と家族が安心して暮らすことができるよう、医学的な知識に裏打ちされた言葉を用いて、不安に応え、認知症がもたらす症状とともに暮らしているることを労い、慰め、勇気づけることこそ、私たち医師にできることなのではないでしょうか。

薬の効果や副作用を伝える時のメッセージ

- 抗認知症薬の効果は症状の進行抑制です。残念ながら、進行を止めたり、症状を改善させる効果はありません。
- 進行抑制とは進行を遅くするということを意味しています。どの程度遅くするかというと、半年から一年程度と言われることが多いようです。認知症の進行は一〇年を超えることが多いですから、その有効性の有無は私も、そしてご家族も、服用するご本人にもわかりません。
- 副作用もありますが、もの忘れや判断力の変化のために、ご本人が副作用に気付いて相談することが難しくなる傾向があります。副作用による心身の不調が認知症の症状として誤解されてしまうこともあります。もし服用される場合には何か変化があればすぐに中止して構いません。また、必ず服用しなくてはならない薬というわけではありません。し、服用しなくてもお元気な方は大勢いらっしゃいます。

もの忘れによる失敗が増えると、
不安や怒りが
生まれやすくなります

「徘徊してしまう」「物盗られ妄想に困っている」「嫉妬妄想に苦労している」「怒りっぽくて暴力的になる」といった相談を家族、介護する人から受けることがあります。こうした認知症の人に認められることのある行動上の変化は、家族や介護する人にとっても悩みの種になります。決して放置するのではなく解決したいものです。

一．詳細を尋ねる前に

行動上の変化について相談された際には、家族や介護する人にその詳細、変化に至る過程を尋ねる必要があります。しかし相談された後、すぐに詳細を家族や介護する人に尋ねる姿勢は適切でしょうか。

同席している認知症のある人にことわりもなく、家族や介護する人に根掘り葉掘り尋ねることは、本人にとって居心地の悪いものになりそうです。「身に覚えのない私の行動について、先生と家族が批判している」という心情を抱かせることになりかねません。家族や介護する人と医師だけで話し合う状況は、家族や介護する人たちに「困らされている私たち」という認識を深めさせ、認知症のある人を中心に考えるケアの視点を曇らせてしまいそうです。ですからまずは「それは大変ですよね」と家族や介護する人に共感を示す程度にとどめた方がよいような気がしています。

二．家族や介護する人に尋ねる前に認知症のある人から理解を得る

何も知らせることのないまま家族や介護する人と話を進めることは、認知症のある人を困惑させ、深く傷つけてしまうかもしれません。医師への不信感、通院することへの不快感につながってしまうかもしれません。ですから家族や介護する人に尋ねる理由を、認知症のある人にもわかりやすく伝える必要があります。

「うろうろと歩き回り続けているように見えることがあるようですね、ご家族はそのことをとても心配されているようです」「ご家族の誰かが盗んだと思いつめているように見えることがあるようですね、ご家族はそのことをとても心配されているようです」と伝えた上で、「詳しい経緯を知りたいのでご家族に伺ってもよろしいでしょうか」と、認知症のある人に承諾を得る丁寧さが求められるような気がしています。

なるべく「ご家族からはそのように見えることがあるようですよ」のように、批判的にならず認知症のある人と家族や介護する人の関係性に配慮した言葉を選ぶことができるとよいでしょう。

三．行動上の変化の原因を理解しておく

家族や介護する人に尋ねながら、行動上の変化の理由を紐解き、認知症のある人が暮らしやすくなるためには、行動上の変化が生じる原因について理解しておく必要があります。Person-centered Care を提唱した Kitwood が指摘する通り、認知症のある人の行動上の変化の背景要因を考える際には、生活史、性格、薬剤を含む身体状況、神経学的な障害、心理社会的状況に注目するとよいでしょう。

特に重視する必要があるのは薬剤を含む身体状況、心理社会的状況です。高齢者は複数の薬剤を服用していることが少なくありません。特に抗コリン作用や抗ヒスタミン作用を有する薬剤、抗不安薬や睡眠薬はせん妄状態を惹起しやすいので注意が必要です。抗認知症薬が精神症状をもたらすことがあることについてはすでに述べたとおりです。抗パーキンソン薬も幻覚や妄想の原因になることがあります。抗てんかん薬のカルバマゼピンは低ナトリウム血症を、バルプロ酸は高アンモニア血症を引き起こし、精神症状をもたらすことがあります。循環器系薬剤ではジゴキシンの中毒症状、カルシウム拮抗薬やACE阻害薬によるうつ状態はよく知られています。ステロイドは躁状態やうつ状態をもたらすことがあります。骨粗鬆症治療薬は時として高カルシウム血症による精神症状をもたらすことがあります。これらの薬剤による症状は中止と治療によって回復可能ですが、一部の抗腫瘍薬は不可逆性の白質障

害をもたらし遅発性脳症に至ることがありますので、迅速な対応が求められます。

身体的な状況で見落としやすいのが便秘、下痢、頻尿などの排泄にまつわる不快感、皮膚の掻痒感や種々の痛み、視覚、聴覚などの感覚障害です。これらはありふれた症状のために見落とされやすいようです。身体的な不快感を自覚しても認知機能の低下によって認知症のある人はうまく伝えられなくなることがあるようです。結果的に怒りっぽさ、落ち着きのなさとして表現されることがまれではありません。施設で危険だからという理由で眼鏡を管理されるようになってから落ち着きのなくなった方が、眼鏡を自己管理にしただけで落ち着かれるというような単純ともいえる理由も背景要因になることがあります。

四．心理社会的状況が行動上の変化をもたらすことがある

心理社会的状況が行動上の変化をもたらすことも少なくありません。周囲の人々からもの忘れやそれに伴う失敗を度々指摘され、叱られることによって怒りっぽさやイライラが強まることはよく見受けられます。配偶者が不在がちになると配偶者への嫉妬心、猜疑心へと発展することもあるようです。それまでしていた家事や仕事などといった役割が失われ、活気がなくなることや落ち着きのなさが目立つようになることも見受けられます。こうした対人関係や社会的な状況が、行動上の変化の背景要因になりうることも理解しておくことが求め

られます。

五．医師が陥りやすい罠がある

医師には症候学用語を用いて考える習性があります。あらゆる疾患を治療する出発点は症候を見出し、診断するところから始まるわけですから、こうした習性は決して悪癖ではなく、必須の習性と言えるでしょう。しかし症候学用語を重視し過ぎると「物盗られ妄想はアルツハイマー型認知症のためだから」のようなステレオタイプな判断が生まれやすくなる気がしています。特にＢＰＳＤ(behavioral and psychological symptoms of dementia)という略語は「認知症のＢＰＳＤだよね」のように、したり顔で述べやすい状況を生み、その理由を考える努力を省略させやすくしているような気がしています。徘徊という言葉も理由を考えない安易な解釈を生み出しやすくするような気がしています。徘徊とは「理由なくあてもなく歩き回ること」です。認知症のある人にとっては理由があって歩き回る状況が、周囲の人にはあてもなく歩き回っているように見えているに過ぎません。「徘徊」という言葉を用いることは「歩き回る理由を考える努力」を奪いかねません。症候学用語で考える習性は原因疾患を診断するまでの過程では重視してよいのでしょうけれど、行動上の変化を援助する際には、その理由を考えることを麻痺させる罠と言えるのかもしれません。この罠は行動上の変化に対する安易で根拠の乏しい薬物療法をもたらすような気もしています。ですからなるべく症候学用語を用いず、「うろうろ歩き回っているように見える行動」「盗まれたと思いつめてしまうこと」などのように一般的な言葉で考え、家族や介護する人と話す際にもそのように努める姿勢は、ともにその理由を考える上で必要なことのように感じています。

六．家族や介護する人と視点を共有する

行動上の変化の背景要因に理解を深めた上で、家族や介護する人に尋ねながらその理由を紐解いていく時、私たちにはどのような姿勢が求められるでしょうか。

こうした時に大切なのは、家族や介護する人にも同じ視点を持って考えてもらうことを意図した姿勢だと思います。なぜかというと、薬剤や身体状況は別として、対人関係やおかれている状況まで医師が見抜くことはなかなかできません。自宅まで足を運んで観察することもできません。心理社会的状況を見極めるためには家族や介護する人にも考えていただく必要があります。そのためには視点を共有することが大切になります。

視点を共有する際には考えられる原因を説明してから服薬内容や身体状況を尋ねると、家族や介護する人から情報を集めやすくなります。また、いくつか例示しながら尋ねると家族や介護する人自身が考えを深め、背景要因にたどりつきやすくなるようです。対人関係を尋

ねる際は、家族や介護する人にとって「責められている」「わかってくれない」という思いを抱かせない配慮も必要です。「何度も同じことを尋ねられたりすると、多くの人がさっきも言ったじゃないかと指摘してしまうものですが、いかがでしょうか」のように一般論として提示するとよいでしょう。

七．抗認知症薬を服用している時は

抗認知症薬を服用している場合には、中止を前向きに検討することが求められます。先にも述べましたが、抗認知症薬は必須とは言えません。抗認知症薬を中止するだけで、行動上の変化が消失することは決して珍しいことではありません。

しかし抗認知症薬の中止の際には、本人、家族や介護する人が抱きやすい中止に対する恐れを理解した上での対応が求められます。「抗認知症薬が行動上の変化の理由になっている可能性があります」「しかし中止することによって認知症の症状が悪くなったらどうしよう、さらに進行したらどうしようと不安になりますよね」と、抱かれやすい恐れを代弁した上で、抗認知症薬の有効性に限界があることを説明すると、抗認知症薬の中止を受け入れやすくなるようです。

抗認知症薬を服用している中で、妻に暴力をふるうようになった夫婦から相談されることがありました。抗認知症薬の中止について話し合う中で、「暴力は怖いけど、この人の認知症が進んだらかわいそう」と、妻は暴力を受けながらも本人の将来を大切に考えていました。説明を重ね抗認知症薬を中止したところ、暴力はなくなりました。妻は「あの時、薬を中止する判断をして本当に良かった、暴力は認知症の症状だと思い込んでいました」と述べられました。暴力＝認知症の症状という誤解は、暴力の理由になっている可能性のある抗認知症薬を中止することの判断に迷いを生み出します。しかし有効性よりも副作用は明確です。中止を躊躇しやすくなる本人や家族の心情を想像し、よい判断にたどり着けるよう言葉を選びたいものです。

まとめ

認知症のある人に行動上の変化が生じると、どうしても「困らされている私たち」「困った人」という構造が生まれやすくなり、認知症のある人を中心としたケアの構造が崩れやすくなります。しかし行動上の変化が生じている背景には、認知症のある人自身が困っている状況があるはずです。同じ視点を家族、介護する人と共有し、理由をともに考える姿勢が求められるのではないでしょうか。

日頃の様子から原因を探る時に伝えたいメッセージ

✿認知症のある人の行動上の変化は、脳の障害によって直接生じるわけではありません。

✿もの忘れや判断力の低下が影響して、服用している薬の副作用、かゆみや痛み、便秘や下痢、頻尿などがもたらす不快感、身体の病気による症状が生じても、ご自身がそのように理解して相談することができず、見落とされてしまうことが少なくありません。

✿もの忘れが多くなると失敗することが増えます。認知症の有無にかかわらず、失敗を指摘されれば、誰しも元気がなくなり、苛立ちや怒りも生まれやすくなるものです。失敗を指摘されることを恐れて人のせいにしたい心情も生まれやすくなります。

✿また大切な人がそばにいないと、不安になり、外で何をしているのだろうかと猜疑心も芽生えやすくなるようです。日頃のご様子をご覧になっていて何かお気付きのことはありますか？

認知症の予防はできませんが、ともに歩むことはできます

医学は疾病の診断・治療以外に、予防も目標にしてきました。完全に予防できなくても感染症予防のためのワクチンなど、医学はある程度は疾病予防に貢献してきたといえるでしょう。ですから人々が認知症を予防したいと願うのも当然です。

街には認知症予防にまつわる不確実な情報があふれています。こうした情報を目にするたびに認知症を予防することに対する期待が膨らみ過ぎていないか心配になります。実際、診療に際して「○○が認知症予防に効くと聞いたのですが」と相談されることも少なくありません。

認知症を予防したいと願う人に対して、私たちはどのように応えるのが適切といえるでしょうか。ここでは認知症の予防について相談された時に伝えたいことを考えたいと思います。

一．認知症を予防するために効果的な方法はあるか

認知症を予防する方法として期待される方法を検証した調査で、特に認知症の原因疾患の中で多くを占めるアルツハイマー型認知症の予防効果を検証した調査は数多くあります。特定の栄養素の摂取、アルコールの摂取制限、生活習慣、運動、薬物療法などによる予防が調査されています。有酸素運動など、わずかながらもその効果を期待できるとした調査もある

ようですが、否定的な結果を示す調査も多くあります。少なくともアルツハイマー型認知症を予防する強い効果を示す画期的な方法は明らかになっていません。

二．予防することが難しい理由

アルツハイマー型認知症を予防することが難しいのはなぜでしょうか。その理由として、アルツハイマー型認知症は老化がもたらす現象であるということが挙げられます。例えばアルツハイマー型認知症は正常の老化と連続した脳の老化現象に基づく状態であるという指摘もあります。それは脳の神経病理学的研究、アミロイドＰＥＴを用いた研究からも明らかです。老化は必然であり、それを予防することが難しいのは当然といえるのかもしれません。

三．予防する効果を測定することも難しい

予防することが難しいアルツハイマー型認知症ですが、予防する効果を測定すること自体もとても難しいようです。そもそも予防する効果を測定しやすい疾患とは、病因が明らかになっていること、病因の数が少ないこと、診断の根拠となる情報を得やすいこと、発症後の経過に個人差が少ないこと、経過が比較的短期間であることなどを兼ね備えている必要があ

ります。感染症はこうした要素を兼ね備えています。アルツハイマー型認知症はどうでしょうか。病因は仮説の域に留まり、早期の診断は簡単ではありません。発症後の経過は個人差が大きいですし長期にわたります。

予防を期待される方法があったとしても、その効果を測定すること自体が難しいのがアルツハイマー型認知症です。ですから「認知症予防に効果的」という情報に出会ったとしても、期待を膨らませて飛びつくのではなく、情報の出処や質をよく吟味することが求められるといえるでしょう。

四．「予防に効果的な手段はありません」と伝えてよいか

それでは、認知症の予防について相談にこられた人に対して、単刀直入に「予防に効果的な手段はありません」と伝えるだけでよいのでしょうか。それだけでは期待を裏切り、残念な思いを抱かせるだけになってしまいそうです。

認知症の予防効果を期待して相談にこられた方が抱きやすい心情に配慮しながら、予防する効果に期待し続けるのではなく、将来、認知症になったとしても、これからの暮らしに安心と希望を抱くことのできる言葉を伝えたいものです。

五．認知症の予防に期待している人の心情

認知症を予防する効果のある方法について尋ねてこられた人にはどのような心情があるのでしょうか。

もの忘れを自覚し相談にこられた人の多くは、認知症を発症することへの不安、恐れを抱いています。認知症になったら仕事ができなくなるのではないだろうか、大切な家族を養えなくなるのではないだろうか、料理も買い物もできなくなるのではないだろうか、迷子になってしまったらどうしよう、大切な物を紛失してしまったらどうしよう、他人にもの忘れを指摘されて恥をかきたくない、そんなふうに認知症を発症することによって生じる喪失への不安、恐れを抱きやすいのではないでしょうか。

大切な人のもの忘れを心配して相談にこられた家族は、認知症になって欲しくない、認知症になって私のことを忘れてしまったらどうしよう、私にこの人を介護することができるだろうか、今までの暮らしを続けられるだろうか、知り合いや隣人になんて言ったらよいのだろう、そんなふうに大切な人が認知症を発症することによって生じるかもしれない未来への不安、恐れを抱きやすいのかもしれません。

「○○は認知症を予防する効果がありますか」と具体的に尋ねてこられた人の場合には、メディアや知人から得た具体的な情報に半信半疑になりつつも、かすかな期待を抱いているの

かもしれません。

六．尋ねてこられた理由を考えて対応する

このように認知症への不安と恐れ、認知症を予防する方法にかすかな期待を抱いている人に対して、即座に「認知症の予防に効果的な手段はありません」と言い切るのはちょっと残酷なような気がします。

忙しい診療に際しては、診察を早く済ませたくなるものです。しかし即座に「認知症の予防に効果的な手段はありません」と言い切ってしまうことは、言い方によっては「期待を裏切られた」と医師への怒りを抱いてしまうかもしれません。「勇気を出して聞いてみたけれど先生に叱られてしまった」と医師への恐れや遠慮を強めてしまうかもしれません。中には「他の先生にもう一度確認してみよう」と考え、その結果、根拠の乏しい方法を推奨する場所にたどり着き、高額なサプリメントや保険適応のない薬剤を複数勧められ、心配な状況に至ってしまうかもしれません。

不安、恐れを抱いている人への適切な対応は、その理由について尋ね、理解を示した上で対処方法について提案することです。

七．まず尋ねてこられた理由を聞くこと

「認知症のことはよく新聞やテレビでも登場しますし、心配になりますよね」「○○に効果があるというような情報を目にすると、つい期待したくなりますよね」のように、抱きやすい心情を代弁しつつ、「何かご覧になって認知症予防について考えるようになったのでしょうか」と質問するのがよいでしょう。質問に対して、認知症を心配する人と家族は、それぞれが認知症予防を考えるに至った理由を語ってくださるはずです。中には親や祖父母が認知症になったことから生じる不安も聞かれるかもしれません。

こうして語られる「認知症予防に関心を抱き、認知症への不安や恐れを強めるに至った物語」に耳を傾け、「それは認知症のことが心配になって当然です」「そうした状況でしたら認知症を予防したいと考えるのは当然です」と理解を示すとよいでしょう。大切なのは不安や恐れ、認知症予防への関心を持つことを、「心配しても仕方がない」「予防なんて無駄なこと」と否定しないことです。認知症への不安や恐れを抱くことは当たり前のことです。「不安や恐れを抱いて当然である」という姿勢で理解を示しつつ、そうした不安、恐れと付き合いながら現実的な視点を持とうと思えるようになってはじめて、次に伝えたい言葉が活きてくるような気がしています。

八．認知症予防の実際を伝える

認知症予防の実際を伝える際には「認知症を予防したいと考えるのは医師、研究者も同じです」「予防方法を明らかにしようとする研究が世界中で数多く行われています」のように、私たちが同じ立場に立っていることを伝えることができると、説明も理解されやすくなりそうです。専門用語を避け、詳細に説明するのではなく、簡潔にわかりやすく伝えることができるとよいでしょう。

九．認知症を過度に恐れず暮らすことを提案する

さて、認知症の予防を相談にこられた人の物語に耳を傾け、認知症を予防する確実な方法がないということを丁寧に伝えたとしても、それで終わりにするだけでは不十分のような気がしています。「予防する確実な方法がない中でどのように生活することがよいのか」ということを伝えなければ、結局のところ認知症への不安や恐れがまた膨らんできてしまいます。認知症への不安や恐れを抱きやすい人には、認知症を発症したとしても、少しでも安心して暮らすことのできる方法があることを伝える必要がありそうです。

一〇．伴走する姿勢を示す

しかしそれだけでは認知症になることを恐れている人の気持ちが安堵するには力不足です。大切なのは、認知症になったとしても、相談できる人が身近にいること、認知症になったとしても孤立しない方法があることを知ることです。ですから、認知症になったとしても相談できる人がいること、いつでも相談できることを伝えることが大切になります。そのためには相談できる人が身近にいることを認識できるかどうかが鍵になります。それは相談にこられた人に理解を示し、説明している医師が、いつでも相談に乗れる人であることを示すのが一番有効のような気がしています。その際は決して上から目線にならず、「認知症になったとしても、生活全体を一緒に考えていきたいと思っています」のような、伴走する姿勢を示す言葉を伝えることができるとよいかもしれません。

認知症のある夫に付き添い、定期的に私の外来へ来院する女性がいました。ある日、夫が外出先で事故にあい急逝しました。熱心に介護する生活が途切れ、夫との予期せぬ別れを受けとめるには当然、時間がかかります。悲しみに暮れるその女性は、夫の死去後、死別反応の診断で私の外来へ通院するようになりました。一人暮らしをしながら悲しみが癒える過程で、ある日、もの忘れが増えていることを自覚し、認知症を予防する方法について尋ねられました。ご自身にとっての予防だけではなく、認知症を予防できれば夫を失うこともなかったはずだという思いもあったようです。その心情に理解を示し、継続して通院すること、身近に相談できる地域包括支援センターに連絡することを話し合いました。女性は時間をかけながらも悲しみに暮れる生活から回復し、「認知症を防ぐことよりも、最近は、楽しみや人とのつながりが大切なんだと思えるようになりました」と、友人との旅行にまつわる土産話をしてくださるようになりました。

まとめ

認知症の予防という言葉の広がりは、人々に認知症になることへの恐れも強めているような気がしています。それと同時に、私たち医療者に対して認知症を予防しようとする姿勢を強いているような気がしています。しかし私たちに認知症を予防する力はありません。そうした現実を理解し、認知症を予防したいと願う人たちに対して、ともに歩む姿勢を示すことが求められていると感じます。

認知症予防の実際を伝える時のメッセージ

- 私たち医療者は認知症になることを防ぐ力を残念ながら持ち合わせておりません。
- 特定の栄養素、食事、生活習慣、薬剤に効果があるということもありません。節度ある生活、軽い運動を続けることなどのように、当たり前のことが推奨されているに過ぎません。
- 認知症にいつなるか、そんなわからないことを考え続けても、気が滅入ってしまいそうです。
- 今の暮らしに目を向けて、関心の幅を広げて、暮らしが充実し、張り合いを感じることができるようにしてみてはいかがでしょうか。

血管性認知症のある人は「わがまま」や「だらしない」わけではありません

一．脳血管障害の症状への配慮も求められます

血管性認知症は脳血管障害により生じる認知症です。脳血管障害自体も様々な症状と、それによる生活上の困難さをもたらします。私たちは脳血管障害がもたらす認知症以外の症状にも配慮し、血管性認知症のある人の生活が少しでも安心できるものになるように努めたいものです。

脳血管障害は様々な疾患や習慣が関与して生じることがあります。脳血管障害が生じた後の悪化を最小化するために、それらの疾患や習慣に配慮することも求められます。しかし血管性認知症の診断と治療には様々な課題があるようです。血管性認知症のある人に伝えたいことを考える以前に、私たちは血管性認知症の診断と治療における課題を認識する必要があるように思われます。ここでは血管性認知症の診断と治療における課題に触れた上で、血管性認知症のある人に伝えたいことを整理したいと思います。

二．画像診断の進歩で脳血管障害がみつけやすくなりました

血管性認知症と診断されるためには、認知症と脳血管障害との間に因果関係が示される必要があります。因果関係を明らかにする上で重視されるのは時間的関連性です。脳血管障害

が起こる前に認知症はなく、脳血管障害が起こった時点から認知症が生じていることを明らかにすることが、血管性認知症を診断する上で重要になります。

脳血管障害を見出すことは、画像検査機器が広く配置されているわが国において比較的容易なことといえるでしょう。記憶を司る神経回路としてはパペッツの回路、ヤコブレフの回路が有名です。これらの回路における視床の中継核、繊維束に脳血管障害が生じれば、障害領域が小さくても記憶障害が生じます。代表的なものとしては視床前核、視床背内側核の梗塞、内包膝部の梗塞があります。神経解剖学的知識に基づき、画像検査で見出された脳血管障害の病巣部位と認知症に関連性があるかどうかを検討することは、それほど難しいことではないといえるでしょう。

三．時間的な関連性を証明することは容易ではない

脳血管障害の存在を明らかにすることは容易です。認知症があるということも、せん妄や意識障害と見間違えないように注意し、記憶障害を含む症候、それによる生活上の変化を見落とさなければ、それほど難しいことではありません。しかし脳血管障害と認知症の時間的関連性を証明することは必ずしも容易とはいえないようです。

言語障害、運動機能障害など脳血管障害による症状が明らかで、脳血管障害の急性期から

JCOPY 88002-599

認知症の症状が現れていれば、血管性認知症の診断は難しいものではありません。しかし脳血管障害が無症候のまま経過すると診断が難しくなります。さらに潜在的にアルツハイマー型認知症による変化が無症候のまま生じている状況の中で、無症候の脳血管障害が加わると、さらに難しいものになります。

四．過剰診断も過小診断も生じやすい

ＭＲＩの性能向上は微小な血管周囲腔の拡大、微小な脳血管障害、わずかな白質病変の描出を可能にしました。血管周囲腔の拡大や正常範囲内の白質病変が脳血管障害と誤って判断されることは、残念ながら少なくありません。脳血管障害が過剰に診断されれば、血管性認知症も過剰診断されやすくなります。

一方、アルツハイマー型認知症が過剰診断されやすくなった状況は、逆に血管性認知症を過小診断しやすくしているようにも思われます。

診療の中で加齢によるもの忘れと思われる人が頭部ＭＲＩの結果、わずかな白質病変があるということを理由に、血管性認知症と過剰診断されているケースがあります。一方で重要な部位に脳血管障害があり、神経学的所見、病歴上も脳血管障害と認知症との間に関連性が見出されても、頭部ＭＲＩの結果、脳萎縮があることやＶＳＲＡＤ advance の結果からアル

ツハイマー型認知症と診断され、血管性認知症が過小診断されているケースもあります。血管性認知症は過剰にも過小にも診断されやすい、診断に十分な配慮を要する認知症といえるのかもしれません。

五．過剰診断、過小診断を防ぐために

適切な治療、ケアは適切な診断が前提になります。血管性認知症を疑う時、あるいは血管性認知症と診断されている人に出会った時、診断の妥当性をよく検討することがまずは必要なことのように思われます。

丁寧に病歴を聴取することによって、脳血管障害と認知症の時間的関連性が明らかになることも多くあります。多忙な診療の中では限界があるかもしれませんが、最初に診断する時には、特に丁寧な病歴聴取が大切になります。

神経学的診察だけではなく、失語、失行、失認、前頭葉症候など、神経心理学的な評価も、血管性認知症と診断する上では大切になるといえるでしょう。

また、血管性認知症の診断の上でも、薬剤の影響を見落とさないようにしたいものです。脳血管障害のある人は様々な身体疾患を合併し、複数の薬剤を服用していることが多いです。服用している薬剤により中枢神経系に影響が生じる可能性があるかどうかを丁寧に確認

することも必要になります。

これらは手間のかかることかもしれません。しかし血管性認知症の人にある、あるいはこれから生じるかもしれない生活上の困難さを想像し、援助していく上では、適切な診断を心がけたいものです。

六．時間的な関連性を見出すために

脳血管障害と認知症に時間的な関連があるかどうかを見出すためには、「脳梗塞が生じた頃からもの忘れが増えていますか」と尋ねるだけでは十分とはいえません。脳血管障害は無症候のこともありますが、症候があるのに気付かれていない見かけ上の無症候ということもあります。認知症のある人や家族にとって、脳血管障害と認知症の時間的な関連が想像しやすいように言葉を選んで伝えながら、気付かれないまま隠れている病歴上のポイントをあぶり出したいものです。

脳血管障害によって生じる具体的な症候を示しながら認知症との時間的な関連性について尋ねていくうちに、認知症のある人や家族が重視していなかった症候が明らかになり、認知症との時間的な関連性も見出されることがあります。わかりやすい言葉を選びながら、認知症のある人、家族とともに考えていくのは時間のかかることかもしれませんが、正確な診断

88002-599 JCOPY

のためには近道のような気がしています。

七．脳血管障害再発予防は大切だけれども重視しない

血管性認知症と診断された場合、脳血管障害の再発予防、理学療法、言語療法、作業療法など、脳血管障害に対するアプローチも考えることが、血管性認知症のある人の生活を考えていく上で大切になります。

脳血管障害があるからといって抗血小板薬、スタチンの投与、食事指導ばかりになるのではなく、高血圧、糖尿病、脂質異常症、心房細動や慢性心不全などの心疾患、頸動脈硬化の状態、慢性腎不全、睡眠時無呼吸症候群など、生活習慣病といわれる脳血管障害の危険因子の有無を評価し対応することは、将来の脳血管障害再発を予防する上で大切になります。

しかし生活習慣病のない脳血管障害のある人も多く存在します。例えば高血圧などの危険因子を伴わず若年から脳梗塞を繰り返すcerebral autosomal dominant arteriopathy with subcortical infarcts and leukoencephalopathy（CADASIL）は遺伝子の変異による疾患であり、生活習慣と無関係で有効な予防も治療もないため、安易に「予防可能」と強調することは避けた方がよいでしょう。

生活習慣病があったとしても「予防」を強調し過ぎると、脳血管障害が再発してしまった

時に「予防できなかった私（血管性認知症のある人）」「予防のための生活に協力できなかった私たち（家族）」という認識を深めてしまいそうです。予防は大切ですが、予防という言葉ばかりを強調するのではなく、私たちの頭の片隅に置いておく程度でよい気がします。予防より脳血管障害によって生じる症候とそれによる生活上の困難さを代弁し、血管性認知症とともに歩みながら、張り合いのある暮らしをめざしたいと思える言葉を伝えたいものです。

八．血管性認知症のある人に伝えたいこと

血管性認知症のある人が、血管性認知症とともに歩みながら、張り合いのある暮らしをめざしたいと思えるように当事者の想いを代弁し、共感が形成され、その後の暮らしが安心できるような言葉を伝えたいものです。

もの忘れに伴って生じやすい心情を代弁するためには、アルツハイマー型認知症のある人に伝えたい言葉と同じと考えてよいでしょう。血管性認知症のある人の想いを代弁する上では、脳血管障害の部位によって生じやすい症候を示しながら伝えることができるとよいように思われます。

特に前頭葉症候として脱抑制や無為は、周囲の人々に「わがままになった」「怒りっぽくなった」「だらしがない」などと忌避されやすくなります。このため家族や介護する人との人

間関係が悪くなり、それが血管性認知症のある人の行動や心理に悪影響をもたらすことが少なくありません。血管性認知症のある人に生じた行動上の変化が、本人、家族、介護する人に理解されやすい説明ができるとよいでしょう。

まとめ

認知症という包括的な概念が注目されやすいせいもあってか、脳血管障害によって生じる神経心理学的な症候を丁寧に評価することが軽視されやすいように感じています。しかし神経心理学的な症候の有無を評価することは、血管性認知症のある人に特有の生活上の困難さを想像し援助することにつながるはずです。血管性認知症という診断を考えた時にこそ、丁寧な神経心理学的症候の評価が求められます。

脳血管障害と認知症の時間的関連を探る時に伝えたいメッセージ

- 脳血管障害と認知症の症状の間に因果関係があるかどうかを明らかにするは難しいですが、とても大切なことです。
- 歩き方が変わってきた頃からもの忘れが増えてきたということはありますか。
- 食事でむせることが増えてきた頃からもの忘れが増えてきたということはありますか。
- 呂律が回りにくい、しゃべりにくいような変化が生じた頃からもの忘れが増えてきたということはありますか。

幻視にばかり惑わされず、
その人の心を見つめましょう

レビー小体型認知症はパーキンソン症候群や幻視を特徴とする、認知症の原因疾患の一つです。レビー小体が脳幹の神経細胞だけではなく大脳皮質にも多数出現する症例を、一九七六年以降、小阪憲司先生が報告し提唱されるようになりました。ここでは、レビー小体型認知症のある人に伝えたいことを整理してみます。

一．特徴的な症候がある

レビー小体型認知症は特徴的な症候をもたらします。発症前にうつ状態を示すことがアルツハイマー型認知症より多いとされています。便秘や起立性調節障害といった自律神経系の症状もみられます。睡眠中に大声をあげるなどのレム睡眠時行動障害が生じることもあります。その後、認知機能障害、幻視や錯視が生じ、筋強剛を中心とする錐体外路症状を伴うこともあります。

認知機能障害は記憶障害よりも注意障害、構成障害、視空間障害が目立ち、一日の中で、あるいは日によって動揺（変動）しやすいことが特徴的とされています。幻視や錯視の内容は具体的で、「子どもがたくさん来ているから食事を用意しないと」と、大人数の食事を用意しようとしてしまうこともあります。中には電気のコードが大きな蛇に見えて怖いと恐怖心や不安感を強めてしまうこともあるようです。

幻視や錯視を標的症状として、不用意に抗精神病薬を通常の開始量で使用すると、錐体外路症状の急激な増悪が生じ、抗精神病薬への過敏性が生じることも注意が必要です。

二．見落とさないように努める

不用意な抗精神病薬使用には注意が必要ですし、転倒による外傷予防への配慮、認知機能障害の動揺性に配慮した理学療法、作業療法など、留意したい点がいくつかあります。ですから、初老期、老年期にうつ病と診断されても抗うつ薬への反応性が乏しくうつ状態が遷延している人、幻視や錯視が生じている人に出会った時には、自律神経症状、筋強剛、認知機能障害の動揺性、レム睡眠時行動障害の有無などを積極的に確認し、レビー小体型認知症を見落とさないように努める必要があるといえるでしょう。

三．過剰診断されていることがある

しかし最近、レビー小体型認知症が過剰診断されていることが増えているように感じています。

認知機能障害の動揺性、幻視や錯視、錐体外路症状、自律神経症状はレビー小体型認知症以外の原因によっても生じます。鑑別する必要のある重要なものとして、身体疾患や薬剤によるせん妄状態があります。錐体外路症状は脳血管障害によることもありますし、抗精神病薬、抗認知症薬、制吐剤などの薬剤が原因になることもあります。

レビー小体型認知症の診断に有用とされる検査結果の解釈が、過剰診断に影響しているように感じることもあります。レビー小体型認知症の診断に際しては、MIBG心筋シンチグラフィにおける心臓の交感神経障害を示唆する検査結果が重視されます。しかし虚血性心疾患のある人、降圧薬、抗精神病薬、抗うつ薬のうちのいくつかの薬剤を服用している人にMIBG心筋シンチグラフィを実施すると、レビー小体型認知症と同様の検査結果が生じてしまいます。

特徴的な症候を見出した時、レビー小体型認知症を考えることは大切です。しかしレビー小体型認知症にばかり注目すると、他の原因を見落としかねません。特に薬剤が原因となり、類似した症状が生じている場合、それは可逆性です。薬剤中止で改善する可能性があるのに、レビー小体型認知症と思い込んでしまうと、回復の機会を奪うことになりかねません。

二〇一四年に抗認知症薬のアリセプトがレビー小体型認知症の適応を取得しました。抗認知症薬が発売されたことを契機にアルツハイマー型認知症が過剰診断されやすくなったのと同様に、レビー小体型認知症も過剰診断が生じやすい状況になったといえるのかもしれません。

「レビー小体型認知症かもしれない」と思った時こそ、他の原因を丁寧に除外診断する姿勢が、医師には求められるのではないでしょうか。

四．レビー小体型認知症かもしれないと尋ねられた時に

最近ではメディアの情報をもとに「レビー小体型認知症かもしれないと思って来ました」と来院される方もいらっしゃいます。そうした際にはいくつかの症候から急いで判断することや、安易にＭＩＢＧ心筋シンチグラフィや脳ＳＰＥＣＴなどの検査を急ぐのではなく、まずは「レビー小体型認知症かもしれない」と思って来院された人の心情を想像し、話し合うことが求められるように思われます。

こうした時には「どのようにしてレビー小体型認知症かもしれないと思うようになったのか、詳しく教えていただけますか」と尋ねるとよいでしょう。症状、生活上の困りごとを把握するためだけではなく、回答を傾聴した上で「それは確かにレビー小体型認知症かもしれないと心配になりますよね」と心情を代弁する言葉を伝えることは、レビー小体型認知症かもしれないと心配して来院した人と診察する医師との間に共感を形成します。こうした対話は、その後の診療を進めていく上で大切な信頼関係を作ることに寄与するように思われます。

五．わかりやすい言葉で尋ねる

特徴的な症候を確認する際には、わかりやすい言葉を用いる必要があります。認知機能障害の動揺性について尋ねる際に「認知機能が動揺しやすいということはありましたか」という言葉ではわかりにくいようです。「ぼうっとしているかと思うと、しっかりとするような変化が、一日の中で、あるいは日によって変わりやすいということはありましたか」のように、わかりやすい言葉で尋ねることが求められるでしょう。起立性低血圧について尋ねる際にも「たちくらみはありましたか」だけではなく、「寝ている状態、座っている状態から立ち上がる際に、ふらついてしまうことや、倒れてしまうことはありましたか」の方が理解されやすいように思われます。

症状を確認する際には、できるだけ平易な言葉を選び、尋ねることが大切になります。ここで挙げた認知機能障害の動揺性など、いくつかの症状に関しては問診で捉えることが難しいことが少なくありません。できるだけ平易な言葉でわかりやすく尋ねることが、より正確な診断に寄与すると期待されます。

六．レビー小体型認知症と診断された際に

診断基準に照らし合わせ、レビー小体型認知症が考えられた時、私たちにはどのような姿勢で、どのような言葉を伝えることが求められるでしょうか。

診断について伝える際の基本的な姿勢は、アルツハイマー型認知症のある人に対するものと大きな違いはないと思います。これまで述べたアルツハイマー型認知症のある人に対して、診察と検査結果を伝える時と同様に、説明を受ける人の心情を想像しながら、慎重な説明を心がける姿勢が求められるように思われます。特に早期受診されやすい状況を考えると、症状が全て揃っていなくてもその可能性を疑うこともあるかと思われます。そうした際には診断の不確実性を踏まえて伝えることを念頭に説明することが求められるでしょう。

七．レビー小体型認知症だからこそ伝えたい言葉

一方でレビー小体型認知症だからこそ伝えたいこともあるように思います。認知機能障害の動揺性は、アルツハイマー型認知症のある人と異なり、デイサービスでの集団で実施するリハビリテーションへの参加を困難にすることがあります。

抗精神病薬だけではなくドパミン受容体遮断作用のある制吐剤でも錐体外路症状が強く生

じやすいことや、抗ヒスタミン作用、抗コリン作用のある薬剤によってせん妄状態が生じやすいことにも配慮が必要です。「いくつかの薬の副作用が生じやすいことも特徴的です」「レビー小体型認知症のある可能性を、通院してらっしゃる他の先生や薬剤師さんに知っていただいた方が、薬による副作用を回避できます」と伝えた上で、かかわっている他の医師へ診療情報提供書を送ることや、お薬手帳、あるいは最近では手帳形式の地域連携パスに注意事項を記載しておくのも有効に思われます。

八．薬物療法について説明する際に

認知機能障害の動揺性、幻視などの症状は、本人や家族、介護する人の苦痛を強めることがあります。薬でなんとかできないものかと願うのが当然です。アリセプトはレビー小体型認知症に適応のある唯一の薬です。適応を取得する以前から、この抗認知症薬がレビー小体型認知症のある人の認知機能障害の動揺性、幻視に効果を期待できるのではないかと指摘されてきました。実際、有効性を指摘する報告もあります。しかしアルツハイマー型認知症に対する抗認知症薬の有効性と同様に、アリセプトのレビー小体型認知症に対する有効性は「認知症症状の進行抑制」に止まります。国内で実施された第Ⅲ相臨床試験では認知機能障害の動揺性、幻視に対する有効性は立証されませんでした。ですから私たちはレビー小体型認

88002-599 JCOPY

知症のある人と家族、介護する人へアリセプトについて説明する際には、アルツハイマー型認知症のある人への説明と同様に、有効性と副作用による影響について公平にわかりやすく説明することが求められるといえるでしょう。

動物や子どもが見えるという幻視の精査と治療目的で、入院中の病棟担当医から紹介された女性を診察する機会がありました。診察と検査の結果、レビー小体型認知症と診断されました。幻視について詳しく尋ねると、「まぼろしだってわかっています、でも死んじゃった猫にそっくりで、見えるとすごくほっとするの」「孫のことで娘と喧嘩しちゃって、それで孫と会えなくなって寂しくて……」と、涙を流しながら打ち明けられました。悲しみに耳を傾け、病棟の看護師と幻視が生じる理由について共有しました。寂しさがまぎれる工夫が病棟内でなされました。眠気や便秘を理由に服用を嫌がっていた抗精神病薬も中止されました。幻視の治療目的で使用されていた抗精神病薬が中止されても、寂しさがまぎれるうちに、女性にあった幻視は次第に目立たなくなりました。退院後に入所する特別養護老人ホーム職員と、入院中の経過が共有され、退院後も施設内で明るく暮らしているようです。幻視の理由にはレビー小体型認知症の神経病理学的な要因があるでしょう。しかし心にもその理由があることと、その人の心を想像しかかわることの大切さを教えられた気がしています。

まとめ

レビー小体型認知症を考えた時にこそ、その特徴的な症候を引き起こす可能性のある他の原因を丁寧に除外することが求められます。治療においてはレビー小体型認知症のある人においても、薬物療法を急ぐのではなく、特徴的な症候による生活上の困難さを想像しながら話し合う姿勢が求められます。これらはアルツハイマー型認知症のある人への姿勢と変わりないかもしれません。なぜならば、私たちがレビー小体型認知症のある人を援助する目標は、レビー小体型認知症のある人が、低下した機能を援助され、保たれた機能を生かす機会を得ることができ、安心して張り合いのある暮らしを得ることだからです。こうした基本的なことは、アルツハイマー型認知症のある人を援助する時と同じように思われます。

レビー小体型認知症のある人に伝えたいメッセージ

- 注意力や記憶力が変化しやすいのが特徴ですが、比較的調子のよい時間帯もあります。その時に、できることをしやすくする工夫を一緒に考えていきましょう。
- 転倒しやすさにも配慮が必要です。起立性低血圧という症状や、パーキンソン病に似た症状のために、転びやすいという特徴があります。過度に恐れることはありませんが、立ち上がる際、起き上がる際にはゆっくりと行動することを心がけましょう。周囲の人たちにも見守ってもらえる状況をできるだけ整えていきましょう。
- いないはずの人や動物が見えることが多いのも特徴です。気になるとは思いますし、怖く感じるとは思いますが、できるだけ好きなことや楽しいことに関心を向けることも一つの対処になります。実際にはいないのであなたに悪影響が及ぶことはありませんから、どうかご安心ください。ただし周りにいる人たちは、どうかご本人が幻視に基づいて話すことや、行動することがあったとしても頭ごなしに否定しないようにしましょう。

わからない人、困らせる人と決めつけないでください

前頭側頭型認知症のある人には特徴的な行動が認められます。その行動は本人だけではなく、周りの人々を困らせてしまうことがあります。窃盗などの違法行為と誤解され、地域で暮らしにくくなってしまうこともあります。安心して暮らすことができるように、私たちにできることを心がけていきたいものです。

ここでは前頭側頭型認知症の特徴に触れながら、前頭側頭型認知症のある人に伝えたいことを整理したいと思います。

一．前頭側頭型認知症の診断分類は少し複雑

前頭側頭型認知症は神経病理・分子生物学的診断、臨床的診断に下位分類が複数あります。本来であればこうした診断分類、診断基準に触れるべきかもしれません。しかし本稿の目的は、認知症のある人が適切に理解され、安心して暮らすことができるために、私たちが心がけたいことを整理、共有することです。このため、ここでは診断分類、診断基準について触れずに考えたいと思います。以降は行動障害が目立つタイプの前頭側頭型認知症を念頭において進めます。

JCOPY 88002-599

二．発症年齢は比較的若い

前頭側頭型認知症の発症年齢は六五歳以下が多いようです。若くして認知症を発症することは、老年期で発症する場合といくつかの違いがあります。

まず、社会や家庭の中で果たせていた役割を果たしづらくなります。それまでの仕事や育児、家事、地域で果たしていた役割を続けることが難しくなります。また、影響が及ぶ対人関係もより大きく広がります。仕事や育児を通したつながり、地域の人々とのつながりにも影響が及びます。

こうしたことは、孤立した状況を生み出しやすくします。経済的な困難さも生じやすくなります。これらの点を想像し、その困難さを理解することが、適切な援助姿勢をもたらしてくれるはずです。

三．特徴的な行動上の変化がある

前頭側頭型認知症のある人には特徴的な行動上の変化が生じます。「常同行動」「被影響性の亢進」「食行動の変化」などの行動変化が生じた結果、「我が道を行く行動」などと表現されることもあります。これらの行動が顕著になると、誰かと食事や会話をしている際に突然に立ち去ることも生じ、自分勝手と周囲に誤解されてしまうことが増えます。そうした行動を諭されたり、妨げられたりすると怒りっぽくなってしまうこともあります。

「常同行動」は同じ行動、発言を繰り返しやすくなることを意味します。この傾向が強まると、毎日決まった時間に決まったことをするようになる方もいらっしゃるようです。決まって同じルートを歩きたがることも特徴的ですから道に迷うことはあまり多くないようです。

「被影響性の亢進」は周囲で起きていることに影響されやすいことを意味します。相手の言葉をおうむ返しに繰り返すことや、動作を真似る行動が該当します。

食行動の変化が生じる人もいらっしゃいます。過食傾向が目立つようになり、濃い味付け、甘い物を極端に好む人が多いようです。

こうした特徴的な行動上の変化に加えて、意味記憶の障害や意味性失語が生じると、物の名前を答えられず、会話も成立しにくくなるようです。また状況にあった態度をとることが苦手になる人もいらっしゃいます。このため前頭側頭型認知症のある人と家族は地域社会の中で孤立しやすくなります。

四．初期に記憶障害は目立たない

初期に記憶障害が目立たないということも特徴的です。同じ言葉を繰り返すこと、会話が成立しにくくなることから、周りの人々は伝えたことを覚えていてくれないと認識してしまい、「忘れっぽくなった」「もの忘れが増えた」と認識してしまいがちです。前頭側頭型認知症のある人と話をしていると、「もの忘れが増えた」と家族に言われても、記憶障害として決めつけず、家族が「もの忘れが増えた」と認識した理由を尋ねることの大切さに気づかされます。

診断を伝えた後も、認知症の一つであると認識されてしまい、「忘れっぽくなっている」という誤解も生まれやすいようです。実は覚えていることが多いのに、周囲の人々に「忘れっぽくなっている」と認識されてしまうと、本人はどのような心情を抱きやすくなるでしょうか。対応の仕方によっては、「のけものにされている」「わかってくれない」「私には知らされていない」という不快な感情を抱きやすくなるかもしれません。

もの忘れがあるからといって、伝えること、話すことを省略すべきではありませんが、認知症だからといってもの忘れがあると決めつけてしまうことは、前頭側頭型認知症のある人にとっては、より一層つらく孤独な状況を生み出してしまうように思えてなりません。

五．他の変性疾患と病態がオーバーラップすることがある

遺伝子変異、タンパク質蓄積の共通している変性疾患が、経過の中でオーバーラップする

ことがあります。一つは筋萎縮性側索硬化症です。他にも進行性核上性麻痺、大脳皮質基底核変性症があります。このため前頭側頭型認知症と診断された場合には、これらの疾患でみられる症候の有無を確認し、将来併存する可能性を考慮して対応する必要があります。

六．過小診断と過剰診断

前頭側頭型認知症は若年で発症しやすいこと、特徴的な行動上の変化から過小診断され、他の疾患と診断されることがあるようです。

行動上の変化や興奮が目立つ場合には遅れて発症した統合失調症と診断されていることがあるようです。興奮に対して抗精神病薬が使用されると薬剤性のパーキンソン症状が生じ、レビー小体型認知症と診断されることもあるようです。

極端な過食があるために摂食障害と診断されることや、常同行動の一環として常同的に飲酒するようになると、アルコール依存症と診断されることもあるようです。

また、もの忘れが増えたと認識されてしまうと、若年で発症したアルツハイマー型認知症と診断されてしまうこともあるようです。

初期であればあるほど、診断基準を全て満たす症候が揃っていることは少ないでしょうし、典型的ではないので診断することは難しいのかもしれません。しかし若年、初老期で行動変化から始まっている場合には、前頭側頭型認知症を鑑別すべき疾患の一つとして挙げることは大切なことのように思われます。

一方、画像検査で前頭葉に何らかの変化が確認され、特徴的な行動変化がないのに、前頭側頭型認知症と過剰診断されてしまうこともあるようです。画像検査を過信せず、病歴と症候を重視し丁寧に診断することが求められます。

中には歳をとってから万引きをしたら前頭側頭型認知症と誤診されてしまうこともあるようです。万引きを理由に前頭側頭型認知症に違いないと指摘され、入院を含めて検討して欲しいと地域包括支援センターからの依頼で、初老期の男性を診察する機会がありました。神妙な面持ちの本人の隣で、付き添って来院した姉は「万引きだなんて」「私も一緒に暮らせないし、弟が認知症だったらどうしたらよいのでしょう」と涙を流していらっしゃいました。男性は数年前の脳卒中後、てんかん発作予防を理由に長期にわたって相当量のバルビツール酸系の抗てんかん薬を服用していました。バルビツール酸系の抗てんかん薬は前頭葉の機能を低下させることがあります。処方医に情報提供し、バルビツール酸系抗てんかん薬を漸減することになりました。以降、男性は万引きはおろか、前頭側頭型認知症を疑う症候のないまま、バルビツール酸系抗てんかん薬が減ったせいもあり、いきいきとした表情で日々の暮らしを楽しそうに語ってくださいます。

七．「わからない人」「困らせる人」と決めつけない

このように特徴的な行動変化が生じるせいもあってか、対話が省略され、鎮静を期待して向精神薬による対応が先行されてしまっているように思われることがあります。

しかし例えば抗精神病薬が使用されると、副作用のために本人にとって不快な状況が作り出され、そのせいもあってか行動変化が強まるという状況に出会うことがあります。

診療中に伝えたいことが伝わっているかどうかわかりにくい人を前にすると、対話を省略したくなるかもしれません。しかし短くわかりやすい言葉を意識して対話することをあきらめないことは大切です。

できるだけ身振りや表情による表現を意識することが対話を促進します。診察室に入ってこられた時に、医師が立って笑顔で席を指し示し「よくいらっしゃいました」「待ちくたびれましたか？」「こちらの席へお掛けください」と伝え、時には手を差し出し握手をするといった態度を示すことができるとよいでしょう。診察室へ入ることを拒むことが少なくないと聞くことがあります。しかしこうした態度を意識することで、診察室に笑顔で入る方は多いように感じています。いきなり同行した家族や介護する人に話しかけるのではなく、本人と視線を合わせ向き合うようにすることは、被影響性の亢進を逆に活用し診察に集中していただくことに寄与します。言葉を理解し、伝えることが難しい場合があるので、なるべく言葉で

返答せず、うなずくことや首を振るなどの返答で済む質問にとどめる配慮も必要です。言葉を伝える際は端的で短い言葉になるよう心がけるとよいでしょう。

八．行動特性を理解して関係を作る必要性を伝える

本人とのこうしたやり取りを同行した家族や介護する人の前ですることは大切なことのように思います。自宅などでは周囲を困らせがちと聞くことも少なくないですが、診察室で穏やかに対話できる姿を家族や介護する人に見ていただくことは、周囲の人々が適切なかかわりかたを習得することを促進するように思われます。

本人に「ご家族（介護する人）に日頃のご様子について尋ねますね」とことわりを入れた上で、「お困りになることも少なくないと思いますが、ご本人の表情を見る限り、とてもうまくかかわっていらっしゃると思います」と家族や介護する人には労いの言葉を伝えたいものです。

家族や介護する人には、一連の行動は好んでしているわけではないこと、前頭葉、側頭葉の機能障害から生じていることを踏まえて伝えることができると理解されやすいようです。

一概に述べることはできませんが、行動上の変化が目立つ場合でも、個別性に配慮しやすい小規模多機能事業所を活用することは、前頭側頭型認知症のある人が暮らしやすくなる上

で有効のように思われます。ただしその理解の程度は事業所により差があるので、事前に事業所管理者やケアマネージャーと丁寧に協議し、ケアの方針を共有しておくことができるとよいでしょう。

まとめ

特徴的な行動上の変化や言語機能の低下を理解し、その行動を妨げないように配慮しつつも、「脳の障害があるから何を言ってもわからない人」と決めつけるのではなく、低下した機能を理解し、伝え方を工夫して言葉を選び対話することが、大切なことなのではないでしょうか。

前頭側頭型認知症について知るためのメッセージ

- 前頭葉、側頭葉の機能が低下するために、望んでいないのに同じ行動や言葉を繰り返したくなってしまいます。また周囲の刺激に影響を受けやすく、急にその場を立ち去るなどして、自分勝手のように見られてしまうことがあります。
- 危険がない限り、行動を止めようとしたり、叱ったりすることは逆効果です。むしろ同じ行動をしても許容される環境づくりを心がけることが大切です。
- もちろん脳の機能障害だけではなく、便秘や頻尿、皮膚の掻痒感などの身体的不快、薬の影響で行動の変化が助長されることもあるので、身体と薬の影響を慎重にみていくことも大切です。

大切なことは
お酒を減らす努力ではありません

飲酒は程々であれば私たちの緊張をほぐし、よい気分をもたらしてくれます。しかし飲酒にまつわる課題を持つ認知症のある人が来院すると、医師には悩みの種がもたらされることが多いようです。

お酒が認知症の原因になっている場合、飲酒をやめることが治療上重要になります。しかし飲酒をやめることは簡単なことではありません。結果的に「酒をやめるかやめないか」という議論に終始した診察になり、険悪な雰囲気になってしまいます。

認知症のある人に、飲酒にまつわる課題が生じてしまったら、もちろん飲酒をやめることが大切です。しかし私たちが節酒の必要性を伝えても、認知症のある人は忘れてしまうことが多いものです。また、飲みたい人、飲まずにはいられない人の行動を変えるということは、それほど簡単なことではないようです。

一．飲酒と認知症

飲酒が認知症に関与する時に想定される病態は二つあります。まずお酒や飲酒習慣に伴う栄養障害が作用して生じる認知症です。もう一つはその他の原因による認知症のある人に、飲酒に関連した課題が生じる時です。前者はアルコール関連認知症とウェルニッケ・コルサコフ症候群が該当します。後者はそれ以外のアルツハイマー型認知症や血管性認知症などの認知症です。

アルコール関連認知症は大量飲酒習慣のある人に生じた認知症で、診断に際してはそれ以外の原因を除外することが重要になります。ウェルニッケ・コルサコフ症候群はビタミンB1(チアミン)欠乏による神経障害です。眼球運動障害、運動失調、意識障害を主症状とするウェルニッケ脳症の後に、記憶障害を中心とするコルサコフ症候群にいたります。

二.認知症のある人のお酒にまつわる課題

アルコール関連認知症やウェルニッケ・コルサコフ症候群のある人の場合に、飲酒が課題をもたらすということはいうまでもありません。

それでは、その他の原因による認知症のある人の場合には、どのような課題が生じるでしょうか。多くの認知症のある人たちは適正な量の飲酒にとどまり、なんら問題ありません。しかし時々飲酒にまつわる課題に直面することがあります。その課題は認知症のない人と同じです。すなわち酩酊して怒鳴り散らす、歩行が不安定になり転倒する、トイレに間に合わず失禁するなどといったものです。

三．診断は異なっても目標は同じ

このように飲酒にまつわる課題を持つ認知症のある人といっても、その診断は様々です。しかし私たちの目標は同じです。その目標は認知症のある人の飲酒量が減り、飲酒にまつわる困りごとがなくなることです。ではどのようにしたらその目標を達成できるでしょうか。

飲酒できない状況にするために、デイサービスやショートステイなどの介護サービスを導入しようとする話を聞くことがあります。それは確かに名案かもしれません。飲酒したい認知症のある人に対して、「酒を飲むな」と迫るよりよほどマシでしょう。そのような自尊心を傷つける対応は信頼関係を損ないます。「酒を飲むな」と迫られた認知症のある人は、恥ずかしさを強め、自尊心を傷つけられ、通院しなくなってしまいそうです。

しかし「飲酒できない状況を作る」ことを目的とした通所、入所という対応は本当に適切な対応と言えるでしょうか。最終的にはそうした対応をせざるを得ないこともあると思います。しかし「飲酒できない状況を作る」ことを目的とした通所、入所という対応を先んじて行うことには、周囲の人々の都合を優先した判断が垣間見えます。まず行いたいのは「飲酒したくなる理由を考えて対応する」ことなのではないでしょうか。

四．飲酒したくなる理由を考えて対応する

認知症のある人の飲酒にまつわる課題を考える上で、大切なことを教えてくれた患者さんがいますので紹介します。お伝えしたいことが記される範囲で、個人が特定されないよう改変しています。

その人は七〇歳代の男性で血管性認知症の診断を受けていました。高血圧と心房細動の既往があり、もともと飲酒習慣もありました。脳梗塞のために入院し、退院後は指導に従い飲酒をやめることができました。もの忘れが増え、怒りっぽさが増したために当院当科を紹介受診し、血管性認知症と診断されました。処方されていた抗認知症薬は中止され、週に二回のデイサービスに通い、もの忘れはあるものの、情緒は次第に安定しました。しかしある頃から飲酒習慣が再開されました。酒を飲んでは妻を叱り、酒がないと「買ってこい」と妻に酒を買いに行かせるようになりました。デイサービスのない日には昼間から酒を飲むようになりました。妻とケアマネージャーは相談の上、飲酒できない状況を増やそうと、デイサービスを週五日に増やしました。しかしデイサービスでは穏やかなのですが、帰宅すると酒を飲み、妻を叱る状況が続きました。デイサービスのない週末の日中に妻が自宅にいないと、帰宅した妻に「外で男ができたな」と嫉妬妄想を疑う発言も聞かれるようになりました。酒を飲む理由を本人に尋ねると、「そんなに飲んでない」「少ししか飲んでない」「なんで酒のこ

とばかり尋ねるんだ」と怒りっぽくなってしまいました。飲酒習慣が再開する前に変わったことがなかったかどうか、繰り返し妻に尋ねる中で、妻から「一緒にいても、夫は同じことばかり尋ねてくるか、ぼんやりしていることが多くてストレスが溜まるから、私は外に出て友人と過ごす時間が増えていました」という言葉が聞かれました。孤独感、寂しさが飲酒習慣を再開するきっかけになっていた可能性について触れると、妻は「この人は私がいなくて寂しがるような人ではない」と半信半疑でした。しかし繰り返し説明し、本人が自宅にいる時は以前と同じように言葉やスキンシップを交わすこと、デイサービスから帰ってきたら労いの声かけをすることなどを話し合いました。すると次第に飲酒をしなくなり、妻を叱りつけることもなくなりました。

五．飲酒量の増加はつらい気持ちへの自己治療

アルコールには依存性があります。ですから飲酒量が増える理由には、アルコールという物質の特性もあります。しかし飲酒量が増えるきっかけ、そもそもの理由は別のところにあるように思われます。なぜなら物質が持つ特性だけが飲酒量増加の理由であれば、飲酒したすべての人々がアルコール依存症になるはずです。しかしそうはなりません。依存症、アディクションの領域では「自己治療仮説」という考え方があります。自己治療仮説という考

え方は、なぜ飲酒量が増えてしまう人がいるのか、人はなぜ依存症になるのかを理解しやすくしてくれます。

自己治療仮説とは、人は自らの抱える困難さ、つらい気持ちを一時的に和らげることのできる物質を無意識のうちに選び、そこから物質の使用量が増加していくという考え方です。

確かにお酒は一時的ではあるけれど、嫌な気分を和らげ、不安や寂しさをまぎらわせてくれる効果があります。人はつらい気持ちを持ち続けることができるほどタフではありません。それは認知症のある人も同じです。つらい気持ちを一時的にでも和らげたいと思い、たまたまお酒を飲んで苦痛が緩和されたとしたら、徐々に飲酒量が増えていくというのも理解しやすいのではないでしょうか。そう考えると飲酒量が増えた人に対して、「そんなに飲んでは体によくない」「あなたは酒を飲むと怒りっぽくなるからやめた方がよい」と諭すのは、効果的でないばかりか、恥を強いることになりかねません。

六．自己治療仮説に基づいた節酒のために伝えたい言葉

それでは自己治療仮説に基づいて、私たちは飲酒にまつわる課題を持つ認知症のある人にどのような言葉を伝えたらよいでしょうか。

伝えたい言葉を考える前に、「酒飲み」に対して蔑視してしまう傾向に気づく必要がありま

す。私たちは自分が飲酒で失敗した経験があっても、他人のお酒にまつわる困りごとには厳しくなりがちです。「だらしがない」「ダメな人」という認識を抱きやすいことを自覚し、恥辱感を与えず対決的にならない姿勢を心がける必要があります。説得しようとする姿勢は、結果的に対決的な状況を生み出します。お酒がもたらす効果、認知症のある人が抱きやすい心情について話しながら、お酒を飲みたくなる気持ちを代弁することができるとよいでしょう。

その際に心がけたいのは、決して一回で説得しようとしないことです。説得しようと少しでも思うと相手に対して前のめりになり、謙虚さは失われます。医師が認知症のある人より若い場合には「こんな若い奴に説教されたくない」という反感が生まれてしまい、節酒への抵抗を強めることにしかなりません。できる限り謙虚な姿勢を心がけることが大切です。

こうした言葉を伝える際には家族が同席していると効果的です。家族が認知症のある人の心情に理解を深める機会になりますし、本人の心情を家族に直接伝えるよりも効果的のように思われます。また家族には認知症のある人の飲酒量が増える前に、本人の身の回りや家庭内で何か変化がなかったか、本人の心細さや寂しさが増す理由がなかったか尋ねてみると、適切な介入の糸口に出会えることが多いようです。

まとめ

認知症のある人で酒量が増加すると、「飲んだことを忘れるから増える」「飲めない環境を作ればよい」と、私たちは勝手な解釈をしてしまいがちです。しかし飲酒量が増加する時、その理由は認知症のない人と同じです。自己治療仮説に基づいて飲酒という行動を理解することは、飲酒量を増やしたくなる心情を想像しやすくし、認知症のある人に伝わりやすい言葉を生み出してくれるように感じています。

☺ プライドに配慮した気長なかかわりと伝えたいメッセージ

❀お酒の量が増えているとご家族は心配しているようです。今さらお酒のことでとやかく言われるのは嫌ですよね。大切なのはお酒を減らそうと努力することではありません。もの忘れが増えると自信がなくなり、家族や周りの人とのおしゃべりや、一緒に過ごすことが減って、寂しく感じる人も多いようです。

❀○○さんはもの忘れが増えて、心細さや寂しさを感じることが増えましたか。

❀○○さんはお酒を飲むとどんな気持ちになりますか。お酒を飲むと心細さや寂しさが和らぐようですね。それならお酒を飲みたくなる気持ちがよくわかります。

❀○○さんのもの忘れや困りやすい状況をよく理解している人が近くにいて、○○さんが安心して話すことができる状況を作ることが大切です。

物盗られ妄想の背後には
不安や恥の意識があるかも
しれません

被害にあってはいないのに「嫁が財布を盗んだ」「泥棒が入った」という言葉を、アルツハイマー型認知症のある人から聞くことがあります。このいわゆる「物盗られ妄想」は、本人にとって大切な人に向かいやすいようです。大喧嘩に発展することもありますし、そこまで至らなくてもその関係性に影を落とすことになります。結果的に認知症のある人に孤立をもたらす要因になります。

ですから私たちは、「物盗られ妄想」と呼ばれる現象が認知症のある人に生じた時、認知症のある人と周囲の人々の苦しみが軽減されるための言葉を伝えたいものです。そのためには、私たちが「物盗られ妄想」という現象を適切に理解する必要があります。

一．「物盗られ妄想のある人＝アルツハイマー型認知症のある人」ではない

認知症のある人にかかわる人たちと話していると、「物盗られ妄想＝アルツハイマー型認知症」と認識されやすいことに気付かされます。しかし「物盗られ妄想」と同様の言動が、アルツハイマー型認知症のない人に生じることもあります。

そもそも妄想ではなく、実際に被害にあっていることが稀ならずあります。私たちは「窃盗被害にあったと繰り返し訴える高齢者＝アルツハイマー型認知症のある高齢者の物盗られ妄想」と短絡的になりがちですが相続などの理由から、加害者が被害者を認知症に仕立て上

88002-599 JCOPY

げたいと企てて受診させることもあります。ですから「認知症の物盗られ妄想だろう」と決めつけず、経緯をきちんと確認する必要があります。

アルツハイマー型認知症を含む認知症はありませんが、他の精神疾患で同様の言動が生じることがあります。妄想性障害や遅発統合失調症のある人、若い頃から統合失調症のある人の場合、こうした言動が生じることがあります。これらの精神疾患は記憶障害や見当識障害を認めないことなどにより見分けることが可能です。薬物療法、環境調整によって改善する可能性がありますので、類似した発言があるからといって「認知症に違いない」と思い込んでしまうと、回復を遠ざけることになりかねません。

二．「妄想＝抗精神病薬」ではない

「物盗られ妄想があり、抗精神病薬を開始しました」という言葉を診療情報提供書でよくみかけます。しかし大抵、「物盗られ妄想」は改善していません。改善しない理由は明らかです。抗精神病薬が効果を発揮するのは、統合失調症のある人に際して使用された時です。統合失調症とアルツハイマー型認知症の病態は異なります。確かに「物盗られ妄想」と聞くと、統合失調症のある人に生じる妄想と同様に、抗精神病薬が効果を発揮しそうです。しかし病態が異なるわけですから、抗精神病薬が効果を発揮しにくいのは当然のことです。

とはいえ、私自身、アルツハイマー型認知症のある人の「物盗られ妄想」を標的に抗精神病薬を処方したことがないかというと、決してそうではありません。「物盗られ妄想」を背景に、暴力に発展してしまうことがあり、やむにやまれず処方したことが以前ありました。しかし大抵は無効でした。無効ばかりか、副作用による苦痛を本人に与えてしまうという散々な結果でした。未だに私の苦い記憶になっています。

私たちは目の前の人の苦痛を早くなんとかしたいと思うあまり、効果が乏しいにもかかわらず、薬物療法を急いでしまいがちです。しかし「妄想＝抗精神病薬」という対応は、あまりに短絡的です。私たちはアルツハイマー型認知症のある人に「物盗られ妄想」が生じるに至る理由を、適切に理解する必要があるのではないでしょうか。

三．「物盗られ妄想」が生じるに至る理由を適切に理解する

「物盗られ妄想」が生じるに至る理由を適切に理解するためには、そもそも「物盗られ妄想」とは何かを理解しておく必要があります。それは「明らかに被害にあっていないにもかかわらず、所有物を窃取されたと確信すること」です。そしてそれは本人による周囲の人々への訴えによって明らかになります。では、なぜ「物盗られ妄想」が生じるのでしょうか。その背景には「所有物を見つけることができないことへの不安と困惑」「失敗を指摘されるこ

88002-599 JCOPY

との恐れと恥の意識」があるように思われます。

ご存知の通り、認知症のある人は短期記憶障害が生じるため、所有物を置いた場所を忘れやすくなります。失くしても構わないようなものであればよいのでしょうけれど、財布、通帳、キャッシュカード、保険証、鍵など、貴重品をしまった場所がわからなくなることが毎日のように生じれば不安と困惑の連続です。連続する不安、困惑という不快な感情は、何とかして解消したいものです。こうした状況を解消するために、自らを責めることで対処する人もいます。一方で他者を責めることで対処するのも人が持つ性質の一つと言えます。

「しまったものを見つけることができない」ということは日常的で些細なことかもしれませんが、程度はどうあれ一つの失敗と言えます。失敗を指摘されるのは誰しも嫌に思うものです。指摘するのが家族だとしてもプライドは傷つきます。もともとプライドが高ければ尚更です。そして指摘されたくない人に指摘されるのは尚一層避けたいものではないでしょうか。「物盗られ妄想」の対象になるのが実子や配偶者よりも、嫁や婿、訪問介護員に比較的多いのは、「できれば指摘されたくない人からの指摘を避けたい」という心情が関与しているように推察されます。

「また失くしたの」「だからちゃんと同じところにしまうように言ったでしょう」と、繰り返し失敗を指摘され続ければ恥を意識してしまうのではないでしょうか。恥は誰しも感じることを避けたい意識です。恥を感じることを避けたいと思えば、自身を守るための言動として、失敗の責任を誰かに押し付けたいと思うのも理解しやすい反応と言えるのではないでしょうか。

四．理由を想像して感じること

このように認知症のある人が「物盗られ妄想」を抱くに至る理由を想像すると、いくつか感じることがあります。度重なる失敗を何とかしようとするあまり、やむにやまれず生じた言動と理解することができると、「ありもしないことを繰り返し訴える」人に対して、私たちが抱きやすい忌避感が軽減されます。困難さを持つ人への共感は、本人に接する上での適切な姿勢をもたらしてくれます。そしてそれは妄想というよりも了解可能な思考内容と理解されます。この理解は「妄想＝抗精神病薬」という安直な考えを退けてくれそうです。

伝えたい言葉以前に、私たちは認知症のある人が「物盗られ妄想」を抱くに至った理由、心情を想像し、適切な姿勢が生まれるよう準備しておくことが求められるのではないでしょうか。

五．伝えたい言葉

「物盗られ妄想」への対応の話題になると、本人のいないところで、家族と話し合うことを選択するという意見を聞くことがあります。しかしそれは認知症のある人を中心にケアする意識を遠ざけてしまい、腫れ物に触れる雰囲気を生み出してしまいそうです。やはり認知症のある人と話し合うことが優先されるのではないでしょうか。

まず伝えたいのは、認知症のある人が「大切な物を度々、知る人に盗られると認識する」ことによって抱く心情に、私たちが理解を示している姿勢を伝えることです。ここで大切なのは、決してそうした認識を肯定するのではなく、認識から生じる心情に理解を示すということだと思います。

こうした言葉を同席している家族にも聞いてもらうことは、家族が「物盗られ妄想」と呼ばれる現象を適切に理解することを促し、効果的な解決策をともに考えていく上で重要になります。

六．認知症のある人、家族とともに解決策を考える

「物盗られ妄想」の解決には家族の理解と協力が必要です。「物盗られ妄想」によって認知

症のある人に生じる心情を代弁する言葉、「物盗られ妄想」が生じる理由を伝えただけでも、家族はこれまでの暮らしの中に「物盗られ妄想」が生じる理由があることに気付くことができるようになります。ことさら指導的にかかわり方や生活環境の調整を伝えても、責められていると感じてしまう家族も少なくありません。ですからともに考えていきたいという姿勢で言葉を選ぶことができるとよいでしょう。まずは改めて「物盗られ妄想」が生じる理由を伝えることが大切です。

まとめ

「物盗られ妄想」というと特別な症状のように思われがちです。しかしその背景には、できていたことができなくなること、対人関係の変化、そこから生まれる困り感、不安感、恥ずかしさ、悔しさといった、誰もが抱く心情があるように思われます。その心情を想像し、共感を示し、そうした心情を抱かなくて済むように、安心して暮らすことができるように言葉を伝えあうことが大切なのではないでしょうか。

猜疑心による苦痛に理解を示し、目標を伝える時のメッセージ

- ご家族によれば、誰かが大切なものを盗んだのではないかと思いつめてしまうことがあるようです。身近な人がご自身の大切な物を盗んだのではないかと思い続けるのはとてもつらいことだと思います。
- 少し前の記憶を失いやすくなると、しまった場所を忘れやすくなります。大切なものがあるべき場所にみあたらないのは、戸惑いますし不安になりますよね。
- 不安になると、自分が忘れるのが悪いと思いつめる人もいます。逆に自分ではない誰かが盗んだのではないかと思いつめる人もいます。
- 家族が見つけてくれると、ほっとする反面、恥ずかしさや悔しさを抱きやすくなります。○○は見てみましたか？ のように、しまいがちな場所を伝え、ご本人が探し当てやすくガイドし、探しあてることができた喜びを共有する態度を示すことができるとよいようです。

嫉妬妄想の「被害者」を中心にしないでください

いわゆる「嫉妬妄想」を理由に医療機関を夫婦が受診する時、妄想の対象になった配偶者は困り果てています。「身に覚えがないのに妻（夫）が、私が浮気をしている、別の女性（男性）と付き合っていると言い張って聞かない」と、夫（妻）が困り果てた顔で、隣にいる妻（夫）にかなりの気配りをしながら訴えてくるといった具合です。時には夫（妻）が「診察前に先生に見て欲しい」と、秘かに書き留めたメモを、初診前に外来看護師に手渡してくることもあります。このような時、私たちはどのような言葉を伝えることが適切なのでしょうか。

一．妄想の「被害者」を中心にしない

何が理由にしても、夫婦の間に生じた誤解を第三者に相談するというのは勇気のいることのように思われます。妄想の対象になっている配偶者が、「困った」「どうしたものか」と思い始めてから受診に至るまでには、様々な紆余曲折があるに違いありません。「浮気なんてしてない」「そんなことはない」といった言葉の応酬、夫婦喧嘩が繰り返され、知人への相談もあったかもしれません。そんな過程を経て来院した時、私たちは困り果てた配偶者、いわば妄想の「被害者」を中心に考えてしまいそうです。

「よくある嫉妬妄想ですね」「いわれのないことを糾弾され、問い詰められ、さぞかし大変だったことでしょう」と、困り果てた配偶者の言葉に耳を傾けることを優先してしまいそう

です。もちろん苦労している配偶者を労う姿勢は大切です。しかしこうした妄想の「被害者」を中心に援助しようとする姿勢を示してしまうと、嫉妬妄想を抱いているかもしれない人を孤立させることに加担してしまいかねません。まずは本人を中心に公平な姿勢を意識した方がよいでしょう。

二．「妄想」と決めつけない

「物盗られ妄想」と同様に、嫉妬妄想に際しても「妄想」と決めつけないことが大切です。「実は妄想ではない」ということがあります。残念なことですが、不貞をはたらく配偶者が嫉妬する相手を認知症に仕立て上げ、有利に事を運ぼうとするということがあります。そうした可能性を排除せず、事実をきちんと確認しておく必要があります。とはいえ、夫婦、男女の関係について尋ねるということはなんとなく気が引けますし、私たちにとって慣れた作業とは言えません。しかし最初にこの点をあやふやにしてしまうと、実際に不貞の事実があった場合には後の祭りです。できる限り初診の時点で「お尋ねしにくいことではございますが」ということわりを述べつつ、実際のところを確認しておく必要があるでしょう。

三．「嫉妬妄想＝認知症」ではない

不貞の事実がなかったからといって、「嫉妬妄想＝認知症」と判断するのは危険です。認知症、特にアルツハイマー型認知症の啓発の影響によって「嫉妬妄想＝認知症」と認識しやすいようです。それは医療従事者も例外ではありません。

高齢者が嫉妬妄想を示唆する発言をしているからといって認知症であるとは限りません。嫉妬妄想があるからといって、遅発統合失調症、妄想性障害がある可能性を否定することはできません。遅発統合失調症や妄想性障害は薬物療法によって回復する可能性があります。これらの疾患を見落とさないことが大切です。身体疾患、薬剤によるせん妄状態が幻視をもたらし、その結果として嫉妬妄想を疑う言動が生じることもあります。身体疾患や薬剤によるせん妄状態は、身体疾患への治療、薬剤の中止によって回復する可能性があります。嫉妬妄想だから認知症という決めつけが生じないよう、意識しておく必要があると言えるでしょう。

四．認知症だとしてもアルツハイマー型認知症とは限らない

認知症以外の疾患が除外されたとしても、嫉妬妄想があるからアルツハイマー型認知症と

は限りません。「いないはずの人が部屋にいる」「見知らぬ女が夫のベッドにいた」といった幻視がレビー小体型認知症のある人に生じ、嫉妬妄想へと発展することがあります。血管性認知症のある人に生じた迂遠な会話や脱抑制を示す振る舞いを嫌う配偶者が、意図せぬまま自宅を留守にしがちになったことをきっかけにして、自分の目の届かぬところで不貞をはたらいているのではないかと猜疑心を深めることもあります。

「嫉妬妄想だから○○」といった決めつけは捨て去り、病歴、身体所見、神経心理学的症候、精神症候を広く評価し、丁寧に鑑別診断する姿勢がやはり重要になります。

五．嫉妬が生まれる背景にある心情を想像する

そもそも嫉妬とはなんでしょうか。嫉妬とは、「個人が価値をおくもの、特に人間関係を失うことを予期することから生じる懸念、不安、恐れといった負の感情」とされています。こうした感情は認知症の有無を問わず、誰の心にも生じうるものです。嫉妬という感情は認知症ではなくても生じうるものという、あたりまえの認識を取り戻す必要があります。

嫉妬という言葉はあまりにありふれています。ありふれた言葉のせいか、「しつこい」「あきらめが悪い」「執着している」といった、世俗的で批判的な認識を抱きやすくなるようです。こうした認識は、嫉妬の心情を持つ人への眼を曇らせます。

背景に隠れた病態を見分けることはとても大切なことですが、それとともに大切なのは、嫉妬が生まれる背景にある心情を想像することのように思われます。こうした姿勢が本人を理解し、寄り添った援助につながるのではないでしょうか。

認知症による記憶の障害、遅発統合失調症による認識の変化、身体疾患や薬剤によるわずかな意識の変化が、対人関係における認識の変化を生み出し、配偶者を失うかもしれないという不安や恐れにつながるということは想像しやすいでしょう。

認知症のある人が、記憶が薄れやすくなる中で、大切なことをかわりに覚えていて教えてくれる、あるいはそうしてほしい配偶者が様々な理由で不在がちになった時、外出する理由を聞いても、忘れやすくなります。忘れやすくなれば大切な人がなぜ、自分の元から離れようとしているのだろうか、大切な配偶者を失ってしまうのだろうかという不安や恐れを抱きやすくなるのも当然と言えます。

認知症や精神疾患云々以前に、誰しもが抱きやすい心情がそこにあるということを想像することが、「嫉妬妄想」のある認知症のある人への理解を深め、適切な姿勢を生み出すことにつながるように思われます。

六．家族に語りかける前に

困り具合が目立つのは、嫉妬妄想の対象になっている配偶者なので、私たちは配偶者に対してどのように接するべきか指導することを優先してしまいがちです。しかし指導される配偶者は指導されればされるほど、「そんなことはわかっているけど、どうにもならない」という思いを強めやすいものです。解決するのが難しい状況にたたされている人というのは、解決策を提示されても聞き入れて行動に移すのが難しいものです。ですから私たちは家族に語りかける前に、まずは認知症のある人に対して、その心情への理解を示す言葉を伝えることが優先されるように思われます。

七．配偶者の心身の不調が隠れていることもある

それまで元気だった配偶者に心身の不調が生じ、配偶者の態度が変化することを契機に、嫉妬妄想が生じることもあります。私たちは大抵、本人の体調変化には敏感ですが、家族の不調には鈍感です。

「それまで優しかった奥様が、心や体の調子を崩してしまい、それによって変化した態度を、冷たくなったと捉えて思いつめてしまうこともありますが、奥様のご様子に変化はあり

ますか」という言葉を伝えたところ、そばで聞いていた配偶者が、自身の体調不良に気付いて病気が見つかるということを経験したことがあります。その後、配偶者が医療機関を受診し回復することで、嫉妬妄想は何もなかったかのように消え去りました。この場合、嫉妬妄想を標的症状にして抗精神病薬を処方しても改善するわけがありません。必要なのは体調を崩した配偶者の治療です。そう考えるに至る可能性のある理由を例示しながらあきらめずに伝えていくことが、嫉妬妄想を抱く過程を紐解いてくれるに違いありません。

まとめ

医師は「妄想」と考えると「抗精神病薬」と、まるで公式のように考えて対応してしまいがちです。しかしそれは必ずしもよい結果を生み出しません。嫉妬を抱かざるを得ない人の苦痛を想像し、その苦痛に共感を示し、嫉妬を抱くに至る過程を例示しながら伝えることは根気のいる作業かもしれません。しかしそれが結果的にその人だけではなく、夫婦に癒しをもたらしてくれることでしょう。

嫉妬妄想がある認知症のある人へのメッセージ

嫉妬妄想が生じるプロセスを伝える

- 病院にいらっしゃってご夫婦のことを他人に話すこと自体、嫌に思われているかもしれません。しかしこうしたご相談は珍しいことではありません。大切なご主人（奥様）が浮気をしているに違いないと思うことは、とてもつらいことだったのではないでしょうか。
- 記憶力が低下すると、外出の理由を告げられても、忘れやすくなります。大切に思っているご主人（奥様）がどうして家にいないのだろうと心配しているうちに、知らないところで浮気をしているのではないかと思いつめてしまうことは、珍しいことではありません。
- 外出の理由を紙に書いてテーブルに置くことや、なるべく一緒に過ごす時間を作ること、ちょっとした買い物や銀行へ外出する際も一緒に出かけるようにすることで、そうした心配が解消されることが期待できます。

あえて「徘徊」という言葉を使わないようにします

「とうとう徘徊が始まりました」「夜中に徘徊されて困っています」と家族や介護する人から相談されることがあります。この「徘徊」と呼ばれる行動について困っているのは、家族や介護する人など、認知症のある人の周りにいる人たちです。認知症のある人本人から「つい徘徊してしまいます」と相談されることはありません。私たちは認知症のある人が安心して暮らすことができることを目標に援助するとともに、家族や介護する人の困りごとにも援助の手を差し伸べたいものです。しかしこの「徘徊」と呼ばれる行動を解決しようとして、家族や介護する人の困りごとを中心に考えてしまうと、解決どころか認知症のある人に負担を強いてしまうことになりかねません。

ここではいわゆる「徘徊」について家族や介護する人から相談された時、どのような姿勢を意識し、どのような言葉を伝えることが求められるのか考えたいと思います。

一．必ずしも徘徊ではない

唐突ですが認知症のある人の「徘徊」は必ずしも徘徊とは言えません。そもそも徘徊とは「あてもなく歩き回ること」「目的もなく歩き回ること」です。しかし「徘徊」を指摘された認知症のある人に尋ねてみると、「あて」も「目的」もあることは決して珍しくないようです。その「あて」「目的」とは、例えば「家に帰らないといけないから」「家族が帰ってくる前に夕食の支度をしないといけなくて」といったものです。

確かにそうした理由は、家族や介護する人からすれば「家にいるのに家だと認識していない」「子どもたちは独立して帰ってこないのに昔のことを思い出して勘違いしている」から、「あて」も「目的」も誤ったものであり、「それは徘徊だ」と言いたくなるかもしれません。しかし私たちがめざす援助は、認知症のある人を中心とする援助です。私たちが「あて」や「目的」がないと決めつけるのは、認知症のある人に私たちの勝手な認識を押し付けているように思われます。「徘徊」しているように見えても、本人は「あて」や「目的」を持って歩いていることが少なくないのです。そうした人を前にして「徘徊」という言葉を使うのは、認知症のある人を不快な気持ちにさせてしまいそうです。

二．「徘徊」という言葉が私たちにもたらすもの

「徘徊」という言葉は認知症のある人に私たちの勝手な認識を押し付け、不快な気持ちにさせてしまうだけではありません。私たちにも大きな負の影響を及ぼすようです。
繰り返すようですが「徘徊」とは「あてもなく」「目的もなく」歩き回ることです。「徘徊」という行動を解決しようとする時、私たちは「徘徊」という行動が生じる理由を考える必要があります。そのためには認知症のある人にとって、何が歩き回る理由なのか、その「あて」

と「目的」は何かを推察することが必要になります。しかし「徘徊」という言葉の定義を考えてみると、「徘徊」という言葉を使って考えてしまうことは、認知症のある人にとっての「あて」と「目的」はないものとみなすことになりかねません。「それは徘徊なのだから、歩き回る理由、目的を考える必要はない」と、私たちが私たちに理由を考える努力を省略することを許してしまうことになりかねないと言えるのではないでしょうか。

三．歩き回る理由

認知症のある人が歩き回る理由は様々です。ここでもう一度Kitwoodの公式をおさらいしてみましょう。認知症のある人の行動の背景要因には、認知症の原因疾患による神経障害以外に、身体の状態、薬の影響、心理社会的状況、生活史、性格があります。

身体の状態が歩き回る行動を増やすことがあります。例えば頻尿や下痢など、排泄にまつわる身体の変化が理由になることがあります。場所の見当識が低下してトイレの場所がわからなくなると、うろうろと歩き回ることになります。身体の病気が原因になりせん妄状態になると活動量が増え、歩き回ることになります。

薬が歩き回る行動を増やすこともあります。抗精神病薬による静座不能症（アカシジア）は、下肢の違和感を生み出します。違和感を解消するために歩き回る行動が増えてしまいま

88002-599 JCOPY

す。抗精神病薬だけではなく、ドパミン受容体遮断作用のある抗うつ薬、制吐剤もアカシジアの原因になることがあります。ベンゾジアゼピン受容体作動薬、抗ヒスタミン作用、抗コリン作用を有する薬が原因になりせん妄状態になると、うろうろ歩き回ることになります。ステロイドは躁状態を引き起こすことがあります。躁状態は活動量を増やします。結果的にどれもうろうろと歩き回ることになります。

生活史や心理社会的状況が理由になることもあります。主婦歴の長い女性の場合、夕方以降は家族が帰宅する前に洗濯物を片付け、買い物をして、料理の支度、浴室の準備など、忙しい時間帯になります。家族が独立し夫婦二人暮らしや独居になっても、長期記憶は想起されやすくなります。このため夕方頃になると夕食の支度をしなくてはと、うろうろと歩き回ることが増えることがあります。家族との関係性が不安定になり、自宅が居心地の悪いものになると、場所の見当識障害も影響して居心地のよい安心できる場所を求めて「ここは私の家ではない」「帰宅しなくては」と、うろうろと歩き回ることが増えることがあります。このように生活史や心理社会的状況が理由になることもあります。

四．あえて「徘徊」という言葉を使わない

それでは私たちはどのようにしてうろうろと歩き回る理由を明らかにし、解決をめざせば

よいのでしょうか。そのための一歩は、まず認知症のある人、家族、介護する人と話し合う時、歩き回る理由を考える時に、あえて「徘徊」という言葉を使わないことです。

家族や介護する人に「ついに徘徊が始まって困っています」と言われたからといって、それに同調して「徘徊が始まりましたか、それは大変ですね」と言っていては、「この人も私が徘徊していると考えている」「意味なく歩き回っているわけではないのに誤解している」「私のことを誰もわかってくれない」と、認知症のある人に思われかねません。家族や介護する人と同じように「徘徊」という言葉を使うことは、認知症のある人と私たちの関係を壊し、認知症のある人を孤立させかねません。

ですから家族や介護する人に「ついに徘徊が始まって困っています」と言われた時には、「うろうろと歩き回っているように見える行動が増えたということですね」「うろうろと歩き回っているように見える行動が増えると、転倒して怪我をしたり、迷子になってしまわないかと心配になりますよね」と答えることができるとよいでしょう。「徘徊」という言葉を使わずに、生じた行動をありのままに表現する言葉を用い、その行動によって人々が不安を抱く理由を代弁することは、認知症のある人を傷つけず、困難さを抱える家族、介護する人と協力し合う関係を作ることに寄与すると期待できます。

家族や介護する人に「徘徊という言葉は誤りです」と講釈を述べることはしない方がよいでしょう。そうした医師からの指摘は、家族や介護する人に恥の意識を植え付けかねません。

相談しやすい状況にするために、家族や介護する人の認識を取り立てて否定せず、考え方を押し付けない方がよいように思います。私たちがあえて「徘徊」という言葉を意図的に徹底して用いないことを心がけていくうちに、家族や介護する人も知らぬ間に同じ認識を持つようになることは珍しくありません。

家族と介護する人は「この徘徊をすぐになんとかしてほしい」「薬で解決してほしい」と思っていることが少なくありません。家族と介護する人には、その苦労に一定の理解を示した上で、薬以前に歩き回る行動の理由にアプローチする必要性があることを伝えるとよいでしょう。

五. 認知症のある人とともに理由を紐解く

歩き回る理由として想定されることを家族や介護する人に畳み掛けて尋ねてもうまくいかないことが多いようです。それは認知症のある人を置き去りにし、「どうやら私が周りの人に迷惑をかけているようだ」という認識を与えかねません。そして認知症のある人を孤立させてしまいます。認知症のある人と話し合いながら、歩き回る理由を紐解く過程は認知症のある人を中心に考える構造を生み出し、家族や介護する人にも様々な気付きをもたらします。

そして家族、介護する人が相談に来た理由を伝えつつ、相談の対象になることで生じやすい認知症のある人が抱く心情を代弁して伝えることができると、認知症のある人の戸惑いや不快感を緩和することができそうです。

その上で歩き回る理由をわかりやすく例示し、紐解くためのきっかけを作ることができるとよいでしょう。

そばで聞く家族、介護する人が思い当たる理由にたどり着き、教えてくださることがあります。理由を紐解く上で、もう少し詳しい情報を収集するためには、身体の診察、家族や介護する人ともう一度話し合う必要があります。そうした際には「歩き回っているように見える理由が何かを検討する上では、そうした行動が生じる時の状況、身体の状況、服用している薬を確認する必要があります」「お身体の診察とともに、もう少しご家族に質問してもよろしいでしょうか」と、認知症のある人から承諾を得ることができるとよいでしょう。

まとめ

認知症のある人に対して、歩き回る理由を例示しながら言葉を伝えているうちに、それを耳にしながら考える家族が先に理由に辿り着くことは決して珍しいことではありません。少し手間のかかること、回り道のように思われるかもしれませんが、こうした時こそ、認知症のある人を中心に考える姿勢が結果的に解決への近道になるように感じています。

認知症のある人自身が歩き回る理由を紐解くためのヒント

- ご家族は○○さんが時々うろうろ歩き回っているように見えることがあるとおっしゃっていました。○○さんが転んで怪我をすることや、道に迷うことを心配しておられます。訳あって歩いているのに、勝手に心配されても心外かもしれませんね。
- うろうろ歩き回っているように見える行動にも実は理由が色々あります。トイレが近くなったり、お腹が痛くなって何度もトイレに行きたくなるというのもよくある理由です。薬が影響して足がムズムズして歩き回らずにいられないということも珍しくありません。
- 身体の病気や薬の影響で、せん妄と呼ばれる状態になるとうろうろしてしまうことがあります。もの忘れの失敗を指摘され、居心地が悪くなったり、それまでしていた家事などの役割を失い、手持ち無沙汰で落ち着かなくなるのも理由になることがあります。

「最近はどうですか」ではなく、「いま」を尋ねましょう

これまで診断や治療方針について話し合う時、行動や心理面の変化について相談された時に、認知症のある人へ伝えたいことを中心に整理してきました。しかし認知症のある人の診療は、変化に富む状況ばかりではありません。認知症のある人、家族から「特に変わりないです」と言われる診療も多いように思われます。では「特に変わりないです」に対して、「そうですか、それでは○ヵ月後に予約をお取りします、ごきげんよう」と伝えるだけでよいものでしょうか。

大勢の患者さんを診ている医師にとっては、安定しているように見える人であれば、できることなら短時間で診療を終えたいのではないでしょうか。その分、初診、不調な人の診察、至急の検査に時間を割きたいと思ってしまいそうです。しかし安定しているように見える認知症のある人だからこそ、伝えたい言葉があるように思います。

一．診察室では安定しているように見えやすい

認知症のある人は身体の不調があっても、不安なことや傷つくことがあっても、診察室では安定して見えやすいようです。その理由の一つは記憶の機能に低下が生じているためです。身体や心の不調があっても、記憶にとどめることが苦手なので、「特に変わりないです」という言葉が生まれやすくなります。

それ以外にも、安定しているように見えやすくなる理由があります。それは苦手なことが増えていること、失敗することがあることを知られたくない心情、恥の意識です。恥の意識は、援助を求める行動を減らしやすくします。それは結果的に身体や心の不調があっても、打ち明けることにためらいをもたらすことになります。

こうした理由のため、認知症のある人は身体や心に不調があっても、安定しているように見えてしまいやすいようです。認知症のある人が安心して暮らすことができるためには、安定しているように見えても、こうした特徴があることを念頭におく必要があるのではないでしょうか。

二．安定しているように見えていればよいわけではない

多少の不調があっても表面化することなく、行動や心理面の変化が生じていなければそれでよいという意見を耳にすることがあります。確かに家族や介護する人にとっては、行動や心理面の変化は大きな負担になります。身体に不調があってもバイタルサインに変化がなければ、診断や治療を急ぐ必要はないし、ことさら詮索する必要はないという意見も一理あるかもしれません。しかし、人は誰しも身体や心の不調を理解され、いたわりの言葉を聞き、癒されるものなのではないでしょうか。大きな身体の病気が隠れていれば、早いうちに察知

され重症化する前に治療を受け、回復することを願うものなのではないでしょうか。認知症があるから、行動や心理面の変化が生じず、落ち着いていればそれでよいという意見には、認知症のある人への蔑視やあきらめが影響しているように思えてなりません。

心に不調がなかったとしても、不調の生まれやすさはあるはずです。様々な認知機能の低下は、自己肯定感、自己効力感を減じやすくします。自己肯定感、自己効力感の低下は、不安、自責、苛立ち、怒りが生まれる素地になります。ですから私たちは、認知症のある人に心の不調が見当たらなかったとしても、こうした不調を生み出しやすくする要素があるということを認識しておく必要があるように思われます。

三．生活に目を向けることの必要性

自己肯定感や自己効力感の低下があっても、心の不調を減じてくれるものがあります。それは楽しみ、役割、張り合いです。

生活の中で楽しみ、役割、張り合いを感じることは、心の不調を減じるだけではなく、自己肯定感、自己効力感を高めてくれるはずです。それは新たな心の不調を予防してくれそうです。

安定しているように見えても、実際に心に不調がなかったとしても、私たちはそれで大丈

夫と済ませるのではなく、楽しみ、役割、張り合いといった、認知症のある人の生活に目を向け、伝えたい言葉を考える必要があるのではないでしょうか。

四．身体のことを話題にする際に伝えたいこと

認知症のある人と話す際には、最近の様子、少し前の過去について尋ねる言葉には配慮が必要のように思います。認知症のある人は最近の様子、少し前の過去を思い出すことが苦手になります。苦手なことを強いることは、認知症のある人にとって不快感、不安、戸惑いを与えてしまいます。

私たちは日頃の診療で「調子はどうでしたか」「最近はどうですか」という言葉に慣れきっていて、少し前の過去について尋ねることへのためらいを失いがちです。しかし認知症のある人と話す際には、この習慣を捨て去り、「いま」を意識することが求められるように思います。

ですから身体のことを話題にする際には、「いま、身体で痛いところはありますか」のように尋ねるとよいでしょう。表情が冴えない時、歩き方に変化が生じた時など、外観に変化がある場合には、「いつもより元気がないように見えますが、いま、痛いところやつらいところはありませんか」と尋ねることや、実際に身体診察をして確認することが求められるでしょ

う。

診察の冒頭で「変わりないです」と言われた際にも、「それはよかったです」「念のため確認させてください」と前置きした上で、こうした身体のことについて尋ねるとよいでしょう。こうしたやりとりは、認知症のある人が医師に「関心を持って尋ねてくれる」という認識を生み、安心感と援助希求を強めてくれるように思われます。

五．心のことを話題にする際に伝えたいこと

心のことを話題にする際にも、「最近、ご気分はいかがでしたか」ではなく、「いま」を意識することが求められます。

心のありように変化や苦痛があっても、人はそれを打ち明けるのをためらいやすいものです。自己肯定感、自己効力感が低下しやすく、恥の意識がある人は、心のありようを打ち明けることをためらいやすくなります。「私は周りに迷惑をかけている」という認識をお持ちの人も少なくありません。そうするとより一層、打ち明けることを遠慮してしまいます。「いまの気分はどうですか」程度では、認知症のある人は言いたいことがあってもためらってしまいそうです。ですから認知症のある人に心のことを話題にする際には、認知症のある人が抱きやすい心情を具体的に伝え、「そう感じてよい」「ありのままでよい」というメッセージを

伝えたいものです。

心情を代弁する言葉が重要であることは、これまでも述べてきましたが、安定しているように見える認知症のある人だったとしても、折に触れて伝えた方がよいように感じています。それが認知症のある人と医師の間に共感を形成してくれるように思われます。またこうしたやりとりだけではなく、「大丈夫です」と回答された際には、「自信を失いやすい中で、よく頑張ってらっしゃいますね」「でもお困りの時にはいつでも遠慮なくおっしゃってください」と、労いつつ、援助希求を強めることを意図した言葉を伝えることができるとよいでしょう。

六．生活を話題にする

身体と心の様子だけではなく、生活の中にある楽しみ、役割、張り合いについても、安定しているように見える時だからこそ話題にしたいものです。そうすることが、認知症のある人の心の不調を未然に防いでくれそうです。

しかし生活の様子を尋ねるには、最近の様子、少し前の過去について確認する必要があります。これを認知症のある人に尋ねるのは苦痛を強いることになりかねません。ですから生活を話題にする際には、「日頃のご様子を確認したいので、ご家族（同行した介護する人）に

88002-599 JCOPY

尋ねてもよろしいでしょうか」と、認知症のある人に承諾を得る必要があります。承諾を得ないままでは、認知症のある人に不安や嫌悪感を与えかねません。手間に感じても、この承諾は省略しない方がよいでしょう。

認知症のある人から承諾を得た後、家族や介護する人からは、なるべく認知症のある人が「できていること」「楽しみや役割、張り合いを感じることができること」に関する言葉を引き出したいものです。「相変わらず忘れっぽい」「できないことが増えている」という言葉が溢れてしまうと、認知症のある人にとっては居心地の悪い状況になってしまいます。

こうした強み、ストレングスと呼ばれる視点で話し合うことは、認知症のある人の自己肯定感、自己効力感によい影響を及ぼしてくれそうです。また、どちらかというと低下した機能に目が向きやすい家族や介護する人に、認知症のある人の強みを活かそうとする援助の視点をもたらしてくれそうです。

まとめ

慌ただしい診療をしていると、私たちはつい、診察時間を短くすませようとしてしまいます。効率は確かに大切ですが、効果が犠牲になりかねません。

認知症のある人には記憶、時間や場所の認識が失われやすい状況があり、不安が生じやすくなります。しかし身体と心に変化が生じていても、平静を装おうとしているように感じることが少なくありません。私たちは認知症のある人が安定しているように見えても、身体と心の変化を確認し、心配や不安によりそう言葉を伝えたいものです。

さらに、日頃の診療で意識したいことがもう一つあります。低下した機能を補う、援助するという視点は大切ですし、援助されることは認知症のある人に安心感をもたらすはずです。しかし認知症のある人の中にも、援助されずに思うまま自由に暮らしたいという、誰もが持つ心情もあるはずです。治療や援助というものを押し付けず、そっと暮らしのお手伝いをさせていただく、そんな謙虚さと敬意を払うことも日頃の診療姿勢に必要のように感じています。医師のそうした姿勢は、家族や介護する人が認知症のある人に接する時の姿勢にもよい影響を及ぼしてくれそうに思います。

安定しているように見える認知症のある人へのメッセージ

心情を代弁する言葉を短く伝える

✿助けてもらうことはありがたいことでも、なんでも自分でしたいと思うのが当然ですから、肩身の狭さや申し訳なさを感じやすくなる人も少なくありません。受診も喜んでというわけではない人がいらっしゃいますが、○○さんは大丈夫ですか。

家族からの前向きな情報を引き出す

✿最近、ご自宅でご本人ができていることはどんなことがありますか。

✿楽しそうにされている時はどんな時でしょうか。

✿以前からしていて、今も続けていることは何かありますか。

✿些細なことでも構わないので教えてください。最近は○○ができてらっしゃるようですね、頑張ってらっしゃいますね。

居心地のよい家に帰りたいと望むことは当然のことです

帰宅願望という言葉を、家族や介護する人の口から耳にすることがあります。この言葉は自宅に帰ると繰り返し訴えてその場を離れようとする、認知症がある人に見られることのある行動を表現して用いられています。

確かに自宅にいるのに「帰る」と繰り返されると、家族や介護する人は困って当然です。そしてこの帰宅願望という行動に焦燥や興奮を伴うようになると、私たちは向精神薬や漢方薬でなんとか鎮めようとしてしまいがちです。しかし薬による対処を優先してよいのでしょうか。焦燥や興奮を鎮めることができても、そもそも向精神薬や漢方薬に帰宅願望を緩和する有効性はあるのでしょうか。ここでは診療でよく相談される帰宅願望と呼ばれる行動について整理し、考えてみたいと思います。

一．帰宅願望という言葉に感じる違和感

家族や介護する人が帰宅願望という言葉を使うことに違和感を感じるのは私だけでしょうか。帰宅願望とは、家に帰りたい、住み慣れたわが家へ帰りたいと望むことです。

家に帰りたい、住み慣れたわが家へ帰りたいと望むことは悪いことでしょうか。この願望は誰もが抱いてよいことのように思われます。もちろん、言われる家族や介護する人にしてみれば、「自宅にいるのに」とお困りになるのももっともですが。

JCOPY 88002-599

しかし帰宅願望という言葉が安易に使用されると病気の症状を意味する言葉として認識されてしまいそうです。そして認知症のある人が「家に帰りたい」と繰り返し口にしたことを、周囲の人々は取り除かなくてはならない症状として認識してしまいそうです。「自宅にいるのに自宅に帰ると繰り返し訴える」と表現するのであればまだしも、帰宅願望とだけ短縮して述べてしまうと、安易な決めつけを生むことになり、なぜ家に帰りたいと訴えるのか、その理由を紐解こうともしなくなりそうです。認知症があったとしても、「家に帰りたい」「住み慣れたわが家へ帰りたい」と望むことが脅かされてしまいそうだと指摘することは、少々言い過ぎかもしれませんが、私たちはもう少し慎重に言葉を用いた方がよいように思います。

二．言葉が生み出す決めつけ

通所施設や入所施設で介護する人からも帰宅願望という言葉を耳にすることがあります。この場合には通所施設や入所施設という、自宅ではない場所で自宅に帰りたいと訴える行動を表しています。

「自宅ではない場所で自宅に帰りたい」と考えることは、至極当然なことのように思われます。自宅ではない場所にいて、そこにいることに居心地の悪さを感じれば、当然自宅に帰りたいと望むのではないでしょうか。それにもかかわらずこうした状況でさえも帰宅願望と表現されてしまうと、認知症がある人がなぜそう考えるのかという理由を考えることがおろそかになってしまいそうです。

このように最近では帰宅願望をはじめとする、認知症がある人の行動変化を表現する、略語や熟語が安易に使用されがちのように感じています。こうした言葉を家族や介護する人、医師が使用することは、認知症がある人の行動変化を認知症によるものと決めつけやすくさせ、その理由を紐解こうとする努力を忘れさせてしまいそうです。私の心配し過ぎなのかもしれませんが、家族や介護する人から帰宅願望という言葉を耳にした時には、安易に聞き流さないことがまずは求められるように思われます。

三．見当識障害だけが帰宅願望の理由ではない

認知症のある人が、自宅にいるのに自宅に帰りたいと考えるのはなぜなのでしょうか。その理由について、「場所がわからなくなったから」という意見を聞くことがあります。帰宅願望は、見当識障害、つまり場所を正確に認識する能力の低下だけで説明がつくのでしょうか。

アルツハイマー型認知症がある人は、ある程度進行すると場所の見当識障害が生じます。ですから見当識障害だけが帰宅願望の理由だとしたら、大半のアルツハイマー型認知症がある人は、経過の中で帰宅願望が生じるはずです。しかしすべてのアルツハイマー型認知症が

ある人に、帰宅願望と呼ばれる現象が生じるわけではありません。どうやら帰宅願望の理由は見当識障害だけではなさそうです。

四．帰りたくなる気持ちを想像する

それでは帰宅願望の理由として、見当識障害以外にどんな理由があるのでしょうか。これを考える上では、私たち自身が、その場を離れて帰りたくなる理由を考えてみることがまずは求められそうです。

帰りたいということは、自宅にいたいということです。私たちが自宅にいるのを望む時、疲れを取りたい、リラックスしたい、自由に振る舞いたい、好きなことをしたい、家族の顔が見たい、家族とおしゃべりがしたい、気ままに過ごしたい、自宅でしなくてはならないことがある、といった理由があります。

帰りたいということは、その場を離れたいという意味もあります。私たちがその場を離れたいと望む時、居心地が悪い、つまらない、落ち着かない、不安になりやすい、恐れを抱きやすい、苦手な人がいる、その場を離れてやりたいことがある、といった理由があります。

認知症がある人も私たちも、その場を離れて帰りたくなる理由は同じだと思います。それでは認知症がある人がその場を離れて帰りたくなるのに、認知症があるからこその要因があるとしたら、どんな要因があるのでしょうか。

五．認知症がある人の場合を想像する

認知症がある人は、認知機能が低下することによって、失敗を指摘されることが増えます。失敗を指摘されることは誰もが望むことではありません。失敗を指摘され続けていれば、失敗を指摘されることへの恥の意識や恐れを抱きやすくなります。認知症がある人は、認知機能が低下することによって、できていたことが苦手になり、家庭での役割を失いやすくなります。役割を失うと楽しみや張り合いが減ってしまいます。認知症がある人は記憶を保ちにくくなります。記憶を保ちにくくなると、今何をしたらいいのか、どうすべきなのかわからなくなり不安を抱きやすくなります。そうした中で、例えばもともと夕方になると忙しくなりやすい主婦をされていた女性の場合など、「とりあえず帰って家族の夕食の仕方をしなくては」などと思いやすくなりそうです。

このように認知症がある人は望まない失敗への指摘、指摘されることへの恥の意識や恐れ、楽しみや張り合いの不足、不安が生じやすくなります。こうした状況は当然、自宅にいるのにもかかわらず居心地の悪さを生み出します。居心地の悪さは、その場を離れたくなる理由になりそうです。居心地のよい自宅に帰りたい、役割のある家に帰りたいと考えるのも

当然といえるのではないでしょうか。

六．帰宅願望という言葉を耳にしたら

こうした理由を理解した上で、私たちは帰宅願望という言葉を耳にした時にどのような姿勢が求められるでしょうか。

「帰宅願望に困っています」と言われて、いきなり家族や介護する人に「帰宅願望と決めつけるのは誤りです」と説教じみた言葉を伝えることは避けたいものです。家族や介護する人と対立しても、認知症がある人を中心とする援助になんのメリットももたらしません。かといって困っている家族や介護する人に対して「帰宅願望と呼ばれる考えや行動の背景には、云々」と解説しても、困っている人には響きにくいものです。解説は控えて、まずは家族や介護する人に「それはお困りでしょうし、先々どうなることかと心配ですよね、よく頑張ってこられましたね」と、苦労に理解を示し、労いの言葉を伝えたいものです。

その上で、私たちには帰宅願望と呼ばれる現象の詳細を確認することが求められます。帰宅願望といってもその状況は様々です。事実を明らかにしなければ、認知症のある人が自宅に帰りたいと考える理由にはたどり着けません。

「自宅に帰りたいと考える理由は実は様々です」「ご本人がどこで何をしている時に自宅に

帰りたいとおっしゃるのか、もう少し詳しく教えていただけますでしょうか」と、詳細を明らかにする問いかけを、家族と介護する人にできるとよいでしょう。時間帯、場所、帰りたいと述べる前の状況など、できる限りその状況を細かく明らかにしていくことが、認知症がある人の心情を想像する助けになりそうです。

七．認知症のある人に伝えたい言葉

家族と介護する人から詳しい情報を集めた後、認知症がある人に伝えたい言葉がありま す。家族と介護する人との対話だけでは、認知症がある人を中心とするケアにはなりません。認知症のある人が抱きやすい心情を代弁する言葉を伝えることは、その心情を思い出すことができないために周りの人に打ち明けられず、抱え込みやすい苦痛を和らげることに役立つでしょう。

こうした言葉は、家族や介護する人の困りごとを解決することに傾きやすい状況から、認知症がある人の暮らしを中心に考える状況を取り戻すことに役立ちそうです。また認知症がある人と私たちのこうした対話を、家族と介護する人が耳にすることは、帰宅願望と呼ばれる現象が生じる理由をともに紐解こうとする意識をもたらしてくれそうです。

訪問診療先の施設で看護師さんから「帰宅願望に困っています」と報告されることがあり

ました。看護師さん、介護士さん同席のフロアで本人に理由を尋ねると、「だってこんなところに座りっぱなしにさせられて、つまらないし、家に帰りたくなって当たり前」と、至極もっともな回答をいただきました。「つまらないところには居たくないよね」と、本人と意気投合しながら自宅で暮らしていた頃の趣味や仕事について話しました。看護師さん、介護士さんは本人のそうした暮らしぶりを全く知らなかったようです。早速、施設内での過ごし方が工夫され、「家に帰りたい」と言うことはなくなったようです。

まとめ

帰宅願望と呼ばれることのある現象について、その言葉がもたらす影響について触れつつ、家族や介護する人から相談された際に私たちに求められる姿勢と、認知症がある人に伝えたい言葉について整理してみました。

家族や介護する人にとっては、確かにお困りになることでしょうし、焦燥や興奮が伴うようであれば、私たちも早くなんとかしたいと思ってしまいがちです。しかし大切なのはそう考える理由を紐解き、認知症がある人が暮らしやすくなるという本来の目標に立ち返ることのように思えてなりません。

認知症のある人が帰りたくなる気持ちを想像して伝えたいメッセージ

- 認知症になると、場所を認識することが苦手になることもよくあることです。自宅にいても自宅ではないように感じてしまうことは珍しくないようです。
- さらに居心地の悪さが強くなれば、ここが自宅であるはずがない、居心地のよい家に帰りたいと考えるのも当然です。不安、恐れ、居心地の悪さ、役割の不足があれば、安心できて居心地がよく、役割を感じることのできる家に帰りたいと思うのも当然のように思われます。
- ○○さんの居心地が悪くなる理由を、ご家族や介護する人と一緒に考えていくことは、○○さんがお困りの状況を減らしてくれるかもしれませんね。

家族だけではなく、認知症のある人と対話をしましょう

認知症のある人を診療していると、同行した家族から「できなくなったこともさせた方がよいでしょうか」と尋ねられることがあります。認知症が進行すると、記憶障害、見当識障害に加えて、失行や失認が生じ、日常生活行動に変化が生じます。こうした変化は認知症のある人に戸惑いを生み、そばにいる家族や介護する人に不安をもたらします。家族が抱く「できなくなったことをどうしたらよいのだろうか」という疑問は、認知症のある人を大切に思えばこその疑問と言えるでしょう。

一．疑問を抱いている人の心情を知る

「できなくなったこともさせた方がよいのだろうか」という疑問を抱いている人はできなくなったことをできないままにしておくと、認知症がさらに進行するのではないか、できるようにした方が進行を遅らせることができるのではないだろうかという心情を抱いています。「認知症は進行する」と理解していても、当然、少しでもその進行を遅らせたいと思うものです。できなくなったことをさせた方が、脳を鍛え認知症の進行を遅らせることができるのではないかという誤解も、こうした疑問が生まれる理由になっていることがあります。

「できなくなったことをしようとしないから認知症が進行するのだ」と誤解をしている家族に出会うこともあります。確かに運動不足、食べ過ぎ、飲酒、喫煙などの生活習慣が、発症

や悪化の要因として指摘されている疾患がいくつかあります。こうした生活習慣が関連した疾患への理解から生じる見方を認知症のある人にも持ち込んでしまい、「できなくなったことをしようとしないからいけない」「よくなろうという意欲が足りない」「怠けているからいけない」という考え方が生まれてしまうこともあります。

「親のできなくなったことが増えていく様をみていると寂しい、叶うことなら元のようにもどってほしい」と、認知症のある人というよりも、そばにいる人自身の苦痛が強いということもあります。もちろん中には「できなくなったことをできないままにしていては、本人の自尊心への影響が心配」と、認知症のある人を中心に考えている人もいらっしゃいます。

このように「できなくなったこともさせた方がよいのだろうか」という疑問の内側にある心情は人によって様々です。ですから、「できなくなったこともさせた方がよいでしょうか」と尋ねられた時、いきなり助言をしても疑問を抱いている人の心に響かず、せっかくの助言も聞き流されてしまいかねません。疑問を抱いている人の心情を確認することができると、その後の助言も疑問を抱いている人の心に響くものになるでしょう。

二．「できなくなったこと」が何かを知る

認知症が進行するにつれてできないことは増えます。認知症のある人の近くにいる人は、

できないことが増えることで生じやすい自尊心の傷を減らし、自己肯定感の低下を最小限に食い止め、日常生活で困ることが増えないよう配慮し、認知症のある人が安心して暮らしやすくなることを目標にすることが望ましいでしょう。そして「できないこと」で抱かれやすい恥の意識に配慮し、「できないこと」で困ることがあっても、遠慮せず助けを求めてよいと保証することが大切です。これらを実現するためには、「できなくなったこと」として終わらせるのではなく、何がどのようにしてできなくなっているのかの詳細を明らかにする必要があります。

例えば「入浴ができなくなった」という場合、蛇口の操作をすることができないために、入浴しようとしたがらないということもあれば、石鹸やシャンプーなど複数のボトルを選択することができず、入浴したがらないということもあります。「着替えができなくなった」という場合には、季節を認識することができなくなり、季節にあった衣類を選択することができないが、袖を通し、ボタンを留めることはできるということもあれば、袖を通しボタンを留めるのも難しいということもあります。食事を摂取することができなくなった場合、箸やスプーンの操作が難しいことが理由になっていることもあれば、視空間認知機能の障害のために主食、副菜をうまく認識できないということもあります。親しい友人に会うことができなくなった場合にも、会いたいけれどもスケジュールを忘れてしまうことが理由になっていることもあれば、場所の見当識障害のために迷子になってしまうことを恐れていることもあある

JCOPY 88002-599

りますし、友人からもの忘れや失敗を指摘されるのを恐れていることもあります。「できなくなったことをどのようにすればよいか」を考えるためには、「できなくなったこと」が何か、どのようにしてどこが苦手でできなくなっているのかを明らかにする必要があります。ですから「できなくなることが増えるものです」で終わらせるのではなく、詳細を明らかにする必要があります。

しかし家族は支援の専門家ではないので、「どのようにできなくなっているか」を明らかにするのは得意ではありません。ですから、できなくなったことを一緒に解き明かしたいと思える言葉を伝えることができるとよいでしょう。家族だけでは難しそうな場合には、訪問看護師、訪問介護士に連絡をとり、できなくなっている理由を一緒に明らかにすることができるとよいかもしれません。

三．認知症のある人の心情に配慮する

こうした「できなくなったこと」「苦手になったこと」を議論する時には、当然、認知症のある人への配慮も求められます。誰しも自分の苦手なことを目の前で議論されるのは心地よいものではありません。恥ずかしさを抱くでしょうし、「迷惑をかけている」と思わせかねません。

また認知症のある人に尋ねても、どうせ忘れているから仕方がないと決めつけ、認知症のある人に尋ねることを省略しやすくなることにも注意が必要です。こうした医療者が抱くスティグマは知らぬ間に認知症のある人を傷つけます。具体的に苦手に感じる行為があるかどうかを、認知症のある人にも尋ねるとよいでしょう。医師が思っているよりも、認知症のある人は様々なことを認識しています。実は認知症のある人に尋ねることが、認知症のある人を中心とするケアの実践につながり、「できない」理由を明らかにする近道になるのです。

四．援助の目標を共有しなおす

「脳を鍛えた方がよいから、できないことをさせた方がよい」「怠けているから進行する」という誤解に対しては、「脳を鍛えても意味はない」「できないことをさせようとしてもプレッシャーになるだけ」のような正論を家族に伝えても、家族の認識はなかなか変わりません。「家族の苦労を先生はわかっていない」と反発を生んでしまうこともあります。家族と対立するのではなく、認知症のある人との対話を心がけ、その対話を家族に聞いていただくことが効果的です。

こうした伝え方によって、認知症のある人から具体的に苦手になったことや、無理強いされることで生じやすい想いを打ち明けられることがあります。そうした認知症のある人自身の言葉は、医師が家族に伝える言葉よりも効果的なことがあります。家族からの疑問は認知症のある人を中心に考え、援助の目標を共有するチャンスと捉え、認知症のある人、家族と積極的に対話するとよいでしょう。

まとめ

家族が抱く不安を想像し、家族を労い、勇気づけることは大切なことです。しかし家族との対話に終始するのではなく、できないことがあると指摘される認知症のある人の心情も想像し、先入観を捨て去り、認知症のある人と積極的に対話することが求められます。

スコットランドの認知症のある人のミーティング風景を見る機会がありました。そこでは、認知症のある人の意思表示を助けるカードがありました。参加者はいくつかの意思表示のためのカードを選んで使用し、ミーティングを進めていました。意思表示のためのカードを選ぶということは、自分が何に困っているのかを理解しているということです。もちろん、進行の時期によっては自分が何に困っているかをよく理解できないこともあるでしょう。しかし私たちはもっと認知症のある人が様々なことを感じ、理解していることを認識する必要があるように思います。「わからない人」と決めつけるのではなく、わかりやすく尋ね、言葉に耳を傾け、認知症のある人と対話しようとする姿勢が医師にはより一層求められます。

「できなくなったこともさせた方がよいでしょうか」と相談された時に伝えたいメッセージ

そばで見ている家族の心情を伝える

✿少しずつできなくなる様子を見ていると、認知症の進行を感じて不安になります。大切な人にできないことが増えるというのは、そばにいる人にとって寂しく感じるものです。

できなくなったことを一緒に考える

✿入浴で苦手になっている行動はありますか。苦手なことが生じると、全てが億劫になりやすく、失敗することへの不安や恐れも抱きやすくなります。苦手なのに無理強いされると、プライドも傷つきますし、心地よいものではありません。○○さんが少しだけ苦手になったことを周りの人たちに知ってもらい、それとなく助けてもらい、したいことができるようになりたいですね。

認知症だからと決めつけないでください

いますか。

「スティグマ」という言葉をご存知でしょうか。安心して認知症になれる認知症フレンドリー社会実現のためには、スティグマという視点が欠かせません。そこで認知症に対するスティグマについて整理し、スティグマという視点で医師ができることについて考えたいと思います。

一．スティグマとは

認知症に対するスティグマを理解する前に、スティグマの意味について触れたいと思います。スティグマとは他者、社会集団によって個人に押し付けられたネガティブなレッテルを意味します。元々、スティグマは罪を犯した人や奴隷に施された刺青など、肉体的な刻印を指す言葉でした。現在、スティグマがこうした意味を持つようになったのは、社会学者のErving Goffman による著書『スティグマの社会学』に由来するとされています。Goffman はスティグマを負わされた人たちへの蔑視が社会において広まることが差別を生み、社会的な不利益を与えると指摘しました。

二．認知症に対するスティグマ

認知症に対してスティグマはあるのでしょうか。啓発活動が進み、認知症について適切な理解をしている人が大勢を占めるようになれば、認知症に対するスティグマはなくなるはずです。しかし残念ながら認知症に対するスティグマは強く存在します。「日常生活を送ることができなくなる」「新しいことを記憶することができなくなる」「自分のこともわからなくなる」「周囲を困らせる」「何もできなくなる」などのように、まるで「認知症になったらおしまい」であるかのような言葉を耳にすることは決して少なくありません。

認知症のある人は、決して「おしまい」ではありません。診察室でとても感情豊かに、最近あった楽しかったことを思い出し教えてくれます。好きなことに打ち込み、家庭や外で仕事をしている人もいます。旅に出かける人もいます。冗談を言って周囲を和ませる人もいます。間違いを指摘して正すこともできます。以前、当事者の会に参加した時、会の終わりに全員で体操をする機会がありました。私は日頃の運動不足がたたり、半ば適当にしていたのですが、それを見抜いた認知症のある人に「先生は仕事ばかりしていて運動不足でしょ、それじゃ体操になってないよ」とたしなめられてしまいました。その言葉と姿勢に厳しさはなく、優しさと配慮にあふれていたので、その一言をきっかけに皆で笑いあう雰囲気が生まれました。

このように認知症があっても、その人の豊かな感情、思考、判断、行動など、人としての営みの多くは保たれます。しかし認知症に対するスティグマは依然として強く存在しています。

三．スティグマがその人にもたらす影響

スティグマはもの忘れが増えてきた本人にも影響します。身体疾患や薬の影響でもの忘れが増えていたとしても、認知症に対するスティグマが「もしも認知症だったらどうしよう」という不安をもたらし、受診を遠ざけてしまうことがあります。症状が重篤になってからようやく来院する人に出会うことは、今も決して珍しくありません。

若年性アルツハイマー病の当事者である丹野智文さんは「当事者にすれば、そういう偏見が根強くあるため、周りから何を言われるのだろうか、どう思われているのだろうかと考えてしまい、思ったことを行動に移そうとしても反射的に躊躇してしまうのです」と述べています。同じく当事者である佐藤雅彦さんは「失敗ばかりするのではないかという不安ゆえに身動きが取れなくなった」と述べています。このようにスティグマは認知症のある人の心にも影響し、判断や行動を強くゆがめてしまうのです。

四．スティグマが医師にもたらす影響

スティグマは私たち医師にも影響します。認知症のある人から他の医療機関を受診した時の体験について、「検査結果の説明はありませんでした、説明してもわからないだろう、説明しても仕方がないという医師の態度を感じました」と教えていただくことがあります。「私の方を見向きもしないで、家族とばかり話している」と教えていただくこともあります。「認知症だから術後のリハビリを意欲的にすることはできないので、おそらく寝たきりになると言われました」と教えていただくこともあります。このように医師にも認知症に対するスティグマは強くあるようです。

医師の認知症に対するスティグマは、認知症のある人の自尊心を傷つけるばかりではありません。「認知症だからリハビリは無理」「認知症だから安静を保てないので手術は無理」「認知症だから食事指導しても守れない」のようなスティグマは、認知症のある人から必要な治療を受ける機会を奪いかねません。また「認知症だから財産管理はできないので成年後見制度を利用するしかない」という判断が、軽症の人に下されている状況を目にすることもあります。こうした判断に基づいて手続きが進んでしまうと、認知症のある人の人権を奪うことになりかねません。

このようにスティグマは医師の判断をゆがめてしまい、結果的に認知症のある人の権利を

奪うことになりかねません。

スティグマは家族、介護する人にも影響します。認知症のある人からは「デイサービスに行ったけれど、あんな風船を使ったバレーボールだなんて、馬鹿にしているところへは行きたくない」と教えてもらうことがあります。「トイレくらい一人でできるのにいちいち職員がついてくる」と教えてもらうこともあります。

一方で、「デイサービスに行くのを拒む」という相談を介護施設の職員や家族から受けることがあります。大抵、デイサービスを拒む理由を、認知症のある人や認知症のせいにしています。しかし、スティグマが介護施設の職員に影響してデイサービスを拒む理由を生み出している可能性をもう少し考えてみる必要があります。つまり、通所する人がどのように過ごしたいかを介護施設が考えず、「認知症があっても子どもっぽいゲームなら楽しめる」のような先入観をもたらし、画一的なサービスばかり提供していることが、デイサービスを拒む理由になっていることは、案外多いのではないでしょうか。

施設で介護する人だけではなく、自宅で介護する家族にもスティグマは影響します。まだできるかもしれない家事があっても、失敗するに違いないと先回りしてその役割を早々に奪ってしまう状況を耳にすることは少なくありません。スティグマは認知症のある人の役割を奪い、張り合いを失わせ、家庭の中にいるのに孤立してしまう状況をもたらします。

このようにスティグマは認知症のある人、かかわる人々に様々な影響をもたらします。その結果、受診や支援につながる機会を遅らせ、認知症のある人の自己効力感を低下させ援助希求を弱めます。そしてスティグマは行動や心理面の変化が生じる素地となり、家族や介護する人の負担感を強め、無用な薬物療法をもたらし、認知症のある人への虐待、介護心中と呼ばれる哀しい事態を生み出しているといえるのではないでしょうか。

五．スティグマが家族、介護する人にもたらす影響

この数年で啓発活動にもアンチスティグマの視点が多く取り入れられるようになっています。当事者の言葉を様々なメディアを通して目にすることが増えました。アンチスティグマ活動では、認知症のある人の声があらゆる人に届くことが大切です。日本認知症本人ワーキンググループが組織され、国の政策にも当事者の声が提案されるようになってきました。

しかし啓発活動にも限界はあります。認知症のある人の声が発信されても、すべての人に届くわけではありません。この限界を越えるために、医師にもできることがあります。それは一人でも多くの医師が診療、介護職との会議、事例検討会などを通して、アンチスティグマを意識した言葉を伝え、態度を示すことです。全国各地でそうした医師が増えることは、小さくても効果的なアンチスティグマ活動になると期待できます。

そして認知症に対するスティグマを改める言葉を伝えることができるとよいでしょう。こ

うした言葉は認知症のある人自身に対するスティグマの影響を軽減し、認知症のある人の自己効力感、自己肯定感を取り戻してくれる効果を期待できます。また同席している家族や介護する人のスティグマによる影響を軽減し、認知症のある人への適切なかかわり方をもたらす効果を期待できます。

ケアマネージャーと話す際も、介護職の人が抱きやすい認知症に対するスティグマを想定した言葉を伝えることができるとよいでしょう。こうした言葉は認知症のある人の個別性に配慮したケアプランの策定を促す力になりそうです。

介護職との会議、事例検討会などで、医師にはまとめの発言を求められることが多いです。こうした時にも認知症に対するスティグマを意識した言葉を伝えることができるとよいでしょう。事例の困難さの背景に、認知症のある人とかかわる家族、介護する人、医師、看護師の判断や行動にスティグマが影響している可能性を指摘することは、参加している人自身の中にあるスティグマを意識させ、小さくとも効果的なアンチスティグマ活動になるのではないでしょうか。

まとめ

二〇一二年、国際アルツハイマー病協会は「世界アルツハイマーレポート」の中で、認知症に対するスティグマが理由で、認知症のある人の四人に一人は診断結果を隠さざるを得ない状況になっていると報告し、認知症へのスティグマを克服するための一〇ヵ条を提案しました。それから八年が経ち、少しずつよい変化はあります。しかし、まだ認知症へのスティグマが強い状況は変わりません。アンチスティグマ活動を意識した言葉を、私たち医師が紡いでいくことは、認知症フレンドリー社会の実現のための大きな力になるにちがいありません。

アンチスティグマを意識して伝えたいメッセージ

- 認知症があるからといって、何もできないわけではありません。
- 苦手なことも様々な工夫や、さりげなく手助けされることで、自尊心が傷つかずに、多くのことができるようになります。
- ○○さんのこれまでの職歴や人柄を考えると、画一的なレクリエーションだけのデイサービスではない、役割や張り合いを感じることのできるケアプランを考えることができたらいいですね。

あとがき

認知症のある人による「早期診断・早期絶望」という言葉があります。認知症にまつわる医師の説明や世に溢れる情報は悲観的な事柄ばかりで、早く診断されても絶望しか生まれないということを意味します。診断し説明する側にいる者として、初めてこの言葉を目にした時、何とも言いようのない申し訳ない気持ちを抱きました。そんな中、認知症と診断された後に抱かれる、こうした認知症のある人の声にどう応えていくのかを考えるために、「診断とともに本人に伝えたい言葉」をテーマに連載する機会に恵まれました。連載を終え、幸運なことに一冊の本としてまとめることになりました。

連載は医師を対象としていました。しかし認知症のある人の心、伝えたい言葉を、医師に限定するのではなく、本人、家族、あらゆる専門職の人たちと共有することには意味があるようにも思います。あらゆる人たちと共有することは、認知症のある人の心、伝えたい言葉への関心を喚起し、認知症のある人の心を想像する機会を増やし、接するときの姿勢や言葉によい影響をもたらすかもしれません。それは認知症のある人の希望を実現できる街づくりに寄与するかもしれません。こうして連載の中からいくつかを抜粋し、幅広い人たちに読んでいただけるよう編纂され、刊行に至ることができました。

連載の最終稿校了後、国際アルツハイマー病協会による一五五ヵ国、七万人を対象に実施された認知症への態度をテーマとする調査結果を読む機会がありました。そこには耳を傾けなくてはならない、認知症のある人の医療介護従事者に対する声が記されていました。

米国在住で五八歳の男性は医療介護従事者に対して、「私がそばに居ないかのように妻に話すけれど、私はすぐそばにいるのに……」と述べていました。南アフリカ在住で五九歳の女性は、「私の担当者は診断について夫と話す時、私の存在を無視していました」と述べていました。このように、医療介護従事者は本人との対話を省略して、本人以外の人とばかり対話してしまうことがあるようです。また、日本在住で六二歳の男性は「認知症とともに生きている人ではなく単なる認知症患者として見られる」と述べていました。たとえ本人と対話をしても、人としての関心を持たず、心情を想像しないままでは、単なる患者としてしか見てもらえないという印象を植え付けてしまいます。オランダ在住で六二歳の女性は「検査の担当者はもっとできるはず、努力が足りないと思っていたようだけど、私は疲れていたんです」と述べていました。この言葉は記憶をはじめとする認知機能を評価する検査の際に、医療介護従事者に求められる理解と態度について教えてくれます。

認知症のある人たちの言葉は、医療介護従事者にある認知症へのスティグマが今も強固であることを教えてくれます。認知症という言葉はありふれたものになりましたが、医師を含めた私たちの理解は十分ではありません。理解が深まり、スティグマが低減されるためには、認知症のある人との対話を増やすことが不可欠です。本書は主として私が診療などを通して感じたこと、考えたことに基づいて記されています。私は医師としても人としても未熟ですし、私の中にはまだ認知症へのスティグマがあるはずです。こうして一冊にまとめられて刊行されることについてためらうところもあります。それでも本書に記された言葉が認知症のある人との対話を促すきっかけになり、私たちと社会にある認知症へのスティグマが低減される一助になれば幸いです。

本書の刊行に至るまでは、多くの方達からご支援をいただきました。折に触れて示唆を与えてくださった北里大学医学部精神科学教室の宮岡等教授、本書の刊行にご尽力くださった新興医学出版社の林峰子さん、宮澤咲さん、そして診療を通して数々の大切なことを教えてくださった認知症のある人と家族、支援者の皆様に深謝申し上げます。最後にいつも私の健康を気遣い、支えてくれる妻に感謝をして筆をおきます。

認知症のある人を理解している人々にあふれた街が増え、認知症があっても安心して暮らせることがあたりまえな時代が到来することを願ってやみません。

二〇二〇年三月吉日　大石　智

索　引

88002-599 JCOPY

索　引

●欧文

●和文

あ

う

え

か

88002-599 JCOPY

【著者略歴】

石　智　Satoru OISHI

9年　北里大学医学部卒業
北里大学東病院精神神経科にて研修
1年　駒木野病院精神科
3年　北里大学医学部精神科学助教
9年　北里大学医学部講師，相模原市認知症疾患医療センター長

精神神経学会専門医・指導医
老年精神医学会専門医・指導医
認知症学会専門医・指導医

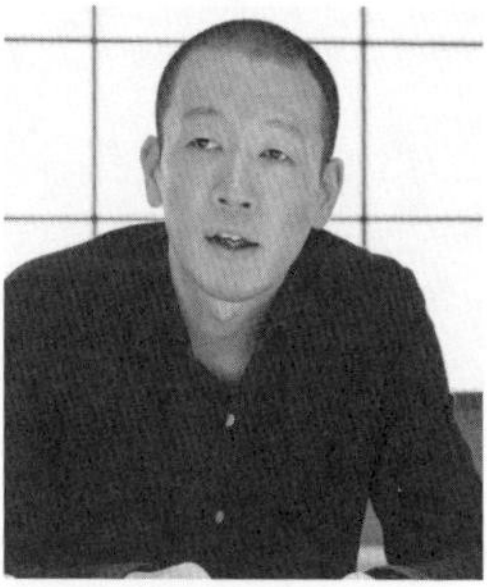

©2020

2刷発行　2022年1月31日
第1版発行　2020年10月15日

認知症のある人と向き合う

診察室の対話から思いをひきだすヒント

（定価はカバーに表示してあります）

著者　大石　智

発行者　林　峰子
発行所　株式会社 新興医学出版社
〒113-0033　東京都文京区本郷6丁目26番8号
電話　03(3816)2853　FAX　03(3816)2895

検印省略

印刷　三報社印刷株式会社　ISBN978-4-88002-599-5　郵便振替　00120-8-191625